SOMMAIRE

INTRODUCTION

L'été arrive à grands pas et avec lui l'envie d'avoir le corps de ses rêves cette année !

L'AN DERNIER :

- ☐ Vous avez essayé mais vous avez craqué ?
- ☐ Vous n'avez pas trouvé la motivation pour aller jusqu'au bout ?
- ☐ Vous n'avez pas trouvé la niaque qui vous fait vous lever le matin et bouger ?
- ☐ Vous vous êtes dépassée et pourtant les résultats n'ont pas été au RDV ?
- ☐ Vous avez décidé que le corps de rêve n'était pas pour vous et vous avez baissé les bras ?

OU ALORS :

- ☐ Vous pensez qu'un ventre plat n'est pas pour vous ?
- ☐ On vous a dit (ou vous vous êtes convaincue) qu'un corps mince et tonique c'est tout bonnement impossible ?
- ☐ Vous êtes trop en surpoids ?
- ☐ Vous avez horreur des abdos ?
- ☐ Vous avez horreur de cuisiner ?
- ☐ Vous n'avez pas le temps de penser à vous ?

Bref, si vous avez répondu OUI à au moins une question, **sachez qu'ensemble nous pouvons renverser cette pensée et vous donner tous les outils dont vous avez besoin pour arriver à un résultat visible !**

VALÉRIE ORSONI

Dans la même collection
Objectif ventre plat, Valérie Orsoni, mars 2019
La Nouvelle Chrononutrition® , mon carnet de bord illustré et adapté à mon morphotype, Docteur Alain Delabos, avril 2019
La Nouvelle Chrononutrition® illustrée, docteur Alain Delabos, mars 2018

Collection New Life dirigée par Valérie de Sahb

L'éditeur et l'auteur remercient chaleureusement Laura Zuili

Graphisme de couverture et mise en pages : Laetitia Kalafat
Lecture et correction : Alice Yonnet-Droux
Visuel de couverture : © Aaron Blumenshine

34-36, rue La Pérouse, 75116 Paris
www.hugoetcie.fr

ISBN : 9782755644760

Dépôt légal : mars 2020
Imprimé par Finidr

VALÉRIE ORSONI

PROGRAMME EN
15 JOURS
POUR ÊTRE
AU TOP
CET ÉTÉ !

BIKINI EXPRESS

Hugo New Life

GARDEZ À L'ESPRIT

Un corps de rêve, c'est comme gravir une montagne, personne ne peut le faire pour vous.

Et il est possible que vous soyez entourée de saboteurs de résolutions et que pour vous le combat sera plus difficile, mais jamais impossible !

DONC, C'EST PARTI, ON PLONGE IMMÉDIATEMENT DANS LE PROGRAMME !

Comme nous n'avons que 15 jours, ça va être intense mais décidez d'être la personne la plus importante de votre vie, afin de mettre toutes les chances de votre côté.

LE PROGRAMME

Il est composé de 4 piliers qui font le succès de **LeBootCamp** :

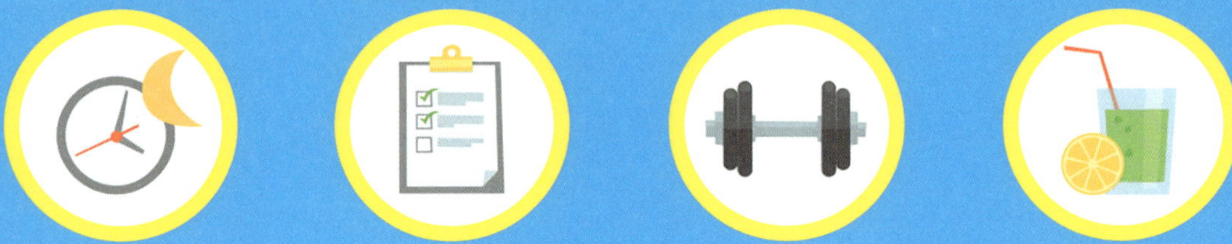

- **GESTION STRESS & SOMMEIL**
- **MOTIVATION**
- **FITNESS FACILE**
- **NUTRITION GOURMANDE**

SAUF QUE POUR CES 15 JOURS, **JE L'AI FAIT ÉVOLUER COMME SUIT** :

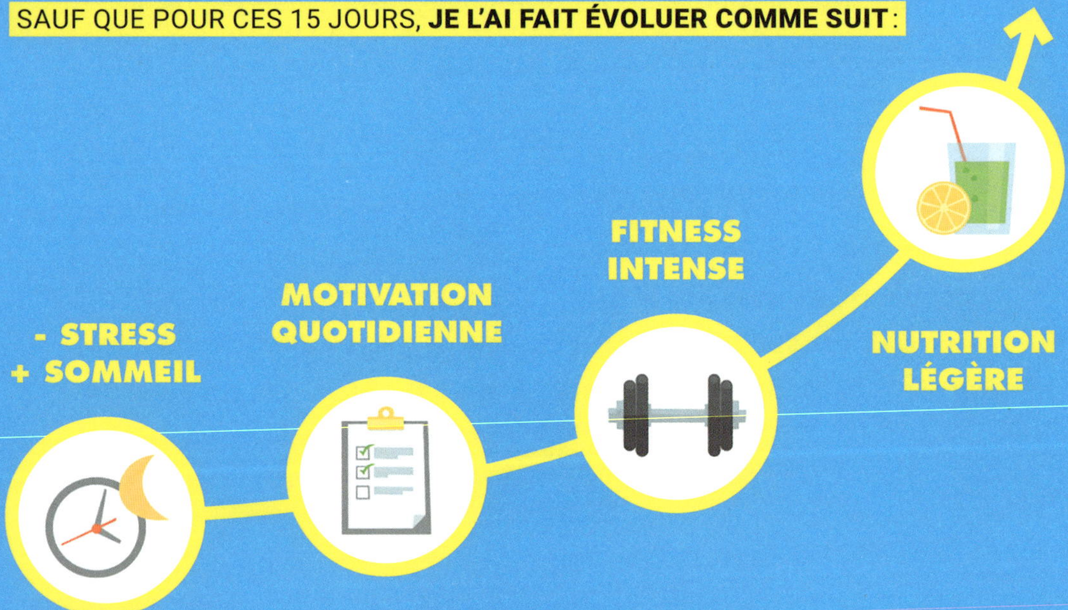

Il est en effet **IMPOSSIBLE** de se faire un corps de rêve en ne focalisant que sur la nutrition, le fitness, la motivation ou le stress et le sommeil. C'est le savant mélange de ces 4 piliers qui entraîne des résultats durables et visibles.

Ne tombez donc pas dans les pièges de la prétendue facilité à coup de suppléments miracles. Cela ne fonctionne pas !

LE PROGRAMME DURE 15 JOURS, JE VAIS DONC VOUS DONNER UN PLANNING QUOTIDIEN À SUIVRE ET UN CARNET DE BORD À REMPLIR.

Retouvez-moi sue le goupe Facebook « Bikini Express 2019 » : bit.ly/FB-BikiniExpress. (Utilisez le code BE20207646.)

NOTES

- **Les séances de fitness peuvent se faire dans le désordre.**
- **Les repas peuvent être interchangés et répétés selon vos provisions, vos goûts et la facilité de la préparation.**

LE CARNET DE BORD

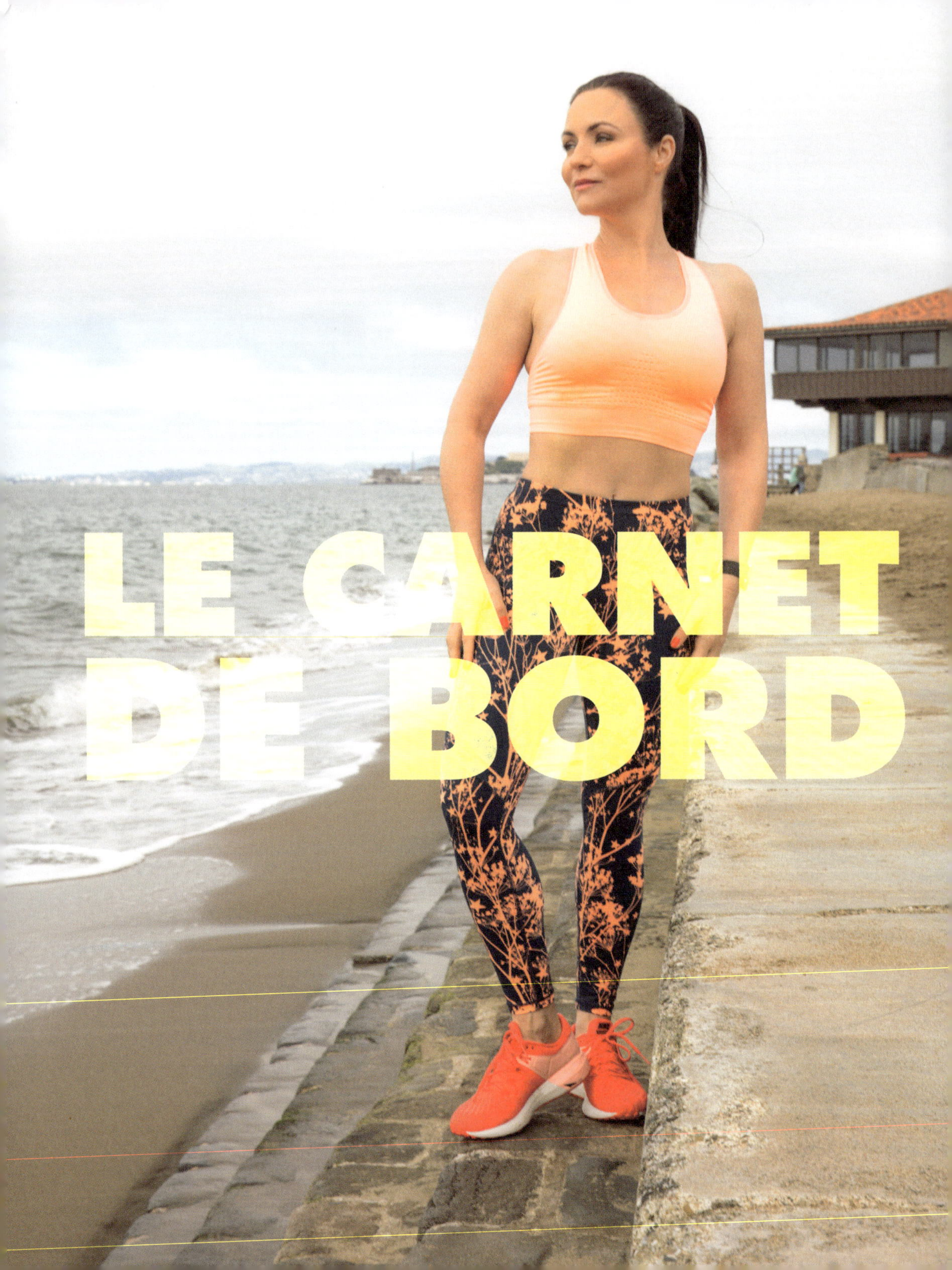

MENSURATIONS DÉBUT DE PROGRAMME

TOUR DE BRAS

G: CM D: CM

TOUR DE TAILLE

CM

TOUR DE HANCHES

CM

TOUR DE CUISSES

G: CM D: CM

POIDS

MASSE GRASSE

TOUR DE MOLLETS

G: CM D: CM

JOUR 1

FITNESS DU JOUR

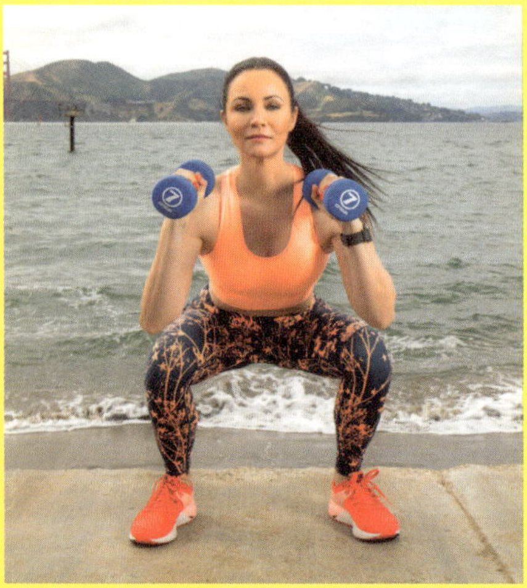

HIIT ⏱ 20 MINUTES

AUTRES SPORTS

NOTES

JE ME SENS

😀 🙂 ☹ 😠

NUTRITION

REPAS 1

REPAS 2

REPAS 3

REPAS 4

Maximum nombre d'heures jeûnées entre les deux repas les plus éloignés **(idéalement 16 h)**

JOUR 2

FITNESS DU JOUR

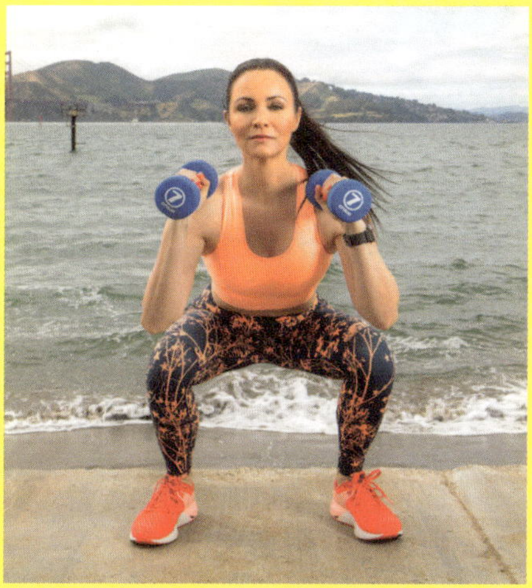

HIIT 20 MINUTES

AUTRES SPORTS

NOTES

JE ME SENS

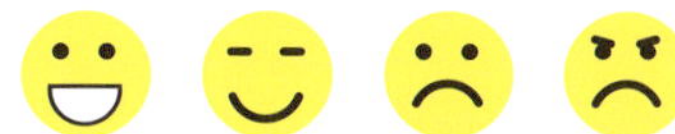

NUTRITION

REPAS 1

REPAS 2

REPAS 3

REPAS 4

Maximum nombre d'heures jeûnées entre les deux repas les plus éloignés **(idéalement 16 h)**

JOUR 3

FITNESS DU JOUR

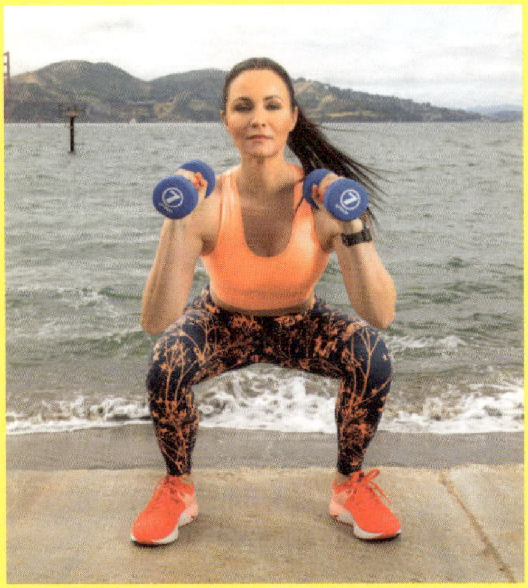

HIIT 20 MINUTES

AUTRES SPORTS

NOTES

JE ME SENS

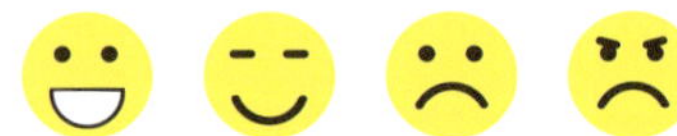

NUTRITION

REPAS 1

REPAS 2

REPAS 3

REPAS 4

Maximum nombre d'heures jeûnées entre les deux repas les plus éloignés **(idéalement 16 h)**

JOUR 4

FITNESS DU JOUR

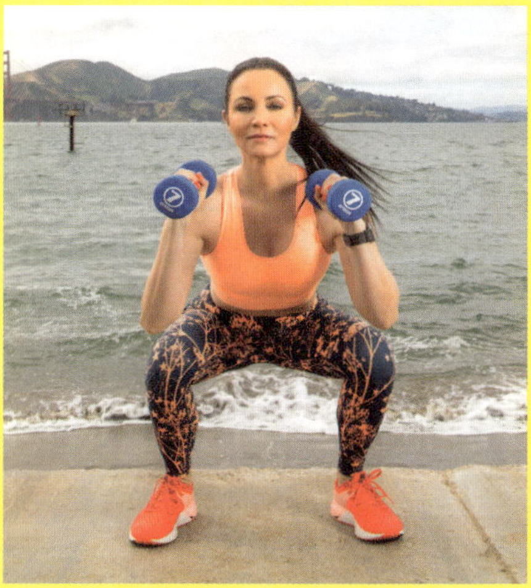

HIIT 20 MINUTES

AUTRES SPORTS

NOTES

JE ME SENS

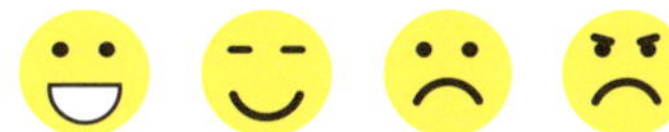

NUTRITION

REPAS 1

REPAS 2

REPAS 3

REPAS 4

Maximum nombre d'heures jeûnées entre les deux repas les plus éloignés **(idéalement 16 h)**

JOUR 5

FITNESS DU JOUR

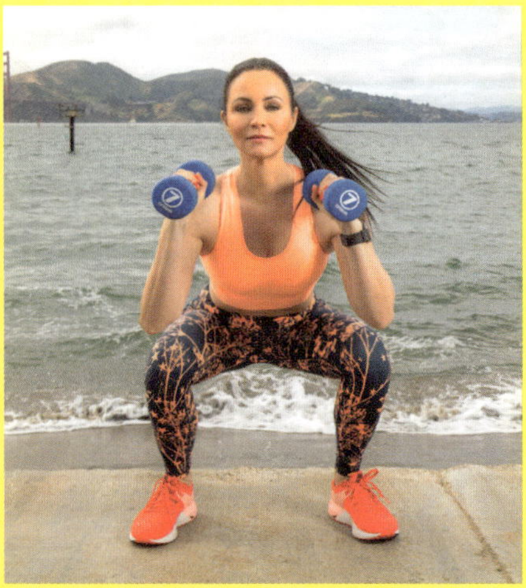

HIIT ⏱ 20 MINUTES

AUTRES SPORTS

NOTES

JE ME SENS

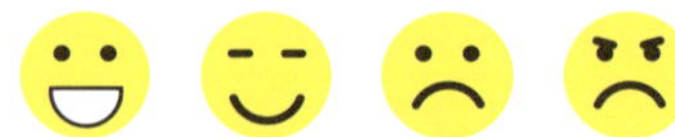

NUTRITION

REPAS 1

REPAS 2

REPAS 3

REPAS 4

Maximum nombre d'heures jeûnées entre les deux repas les plus éloignés **(idéalement 16 h)**

JOUR 6

FITNESS DU JOUR

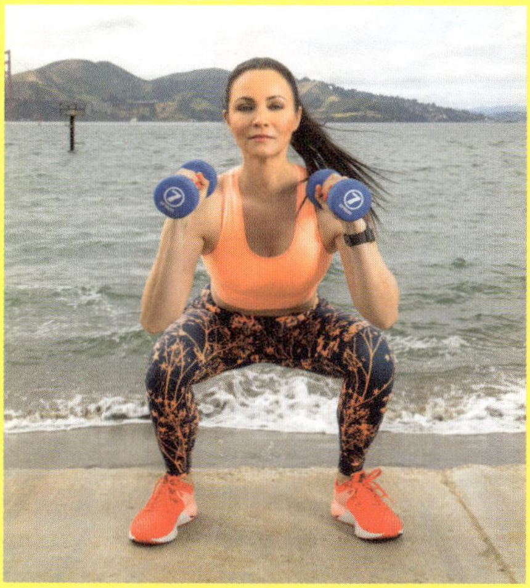

HIIT ⏱ 20 MINUTES

AUTRES SPORTS

NOTES

JE ME SENS

NUTRITION

REPAS 1

REPAS 2

REPAS 3

REPAS 4

Maximum nombre d'heures jeûnées entre les deux repas les plus éloignés **(idéalement 16 h)**

JOUR 7

FITNESS DU JOUR

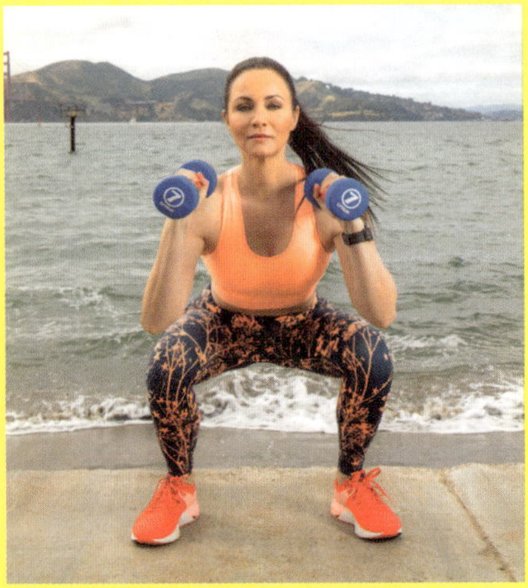

HIIT ⏱ 20 MINUTES

AUTRES SPORTS

NOTES

JE ME SENS

😀 🙂 ☹️ 😠

NUTRITION

REPAS 1

REPAS 2

REPAS 3

REPAS 4

Maximum nombre d'heures jeûnées entre les deux repas les plus éloignés **(idéalement 16 h)**

JOUR 8

FITNESS DU JOUR

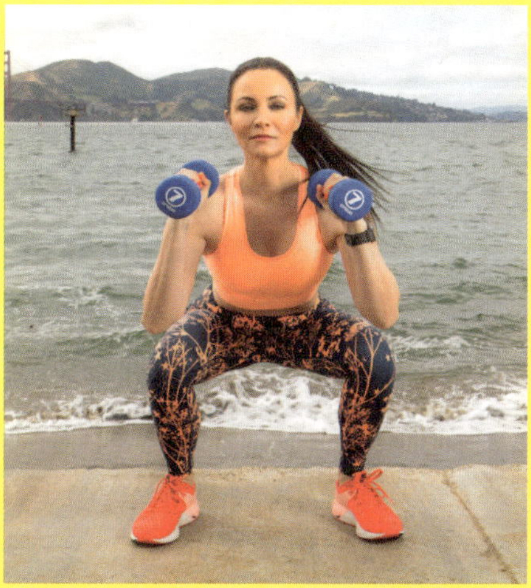

HIIT ⏱ 20 MINUTES

AUTRES SPORTS

NOTES

JE ME SENS

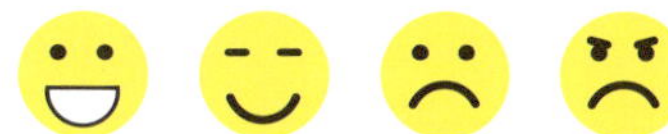

NUTRITION

REPAS 1

REPAS 2

REPAS 3

REPAS 4

Maximum nombre d'heures jeûnées entre les deux repas les plus éloignés **(idéalement 16 h)**

JOUR 9

FITNESS DU JOUR

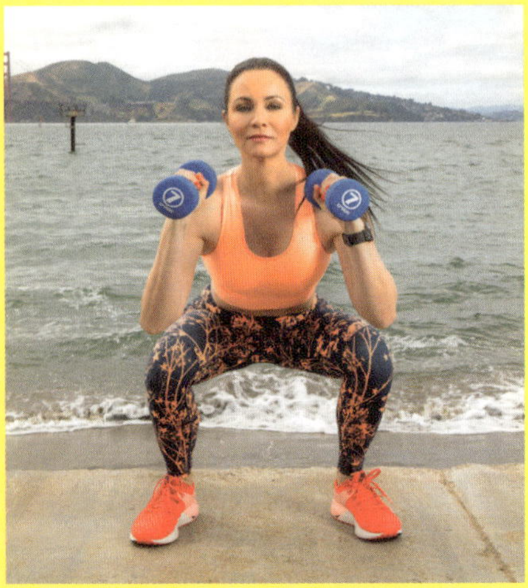

HIIT ⏱ 20 MINUTES

AUTRES SPORTS

NOTES

JE ME SENS

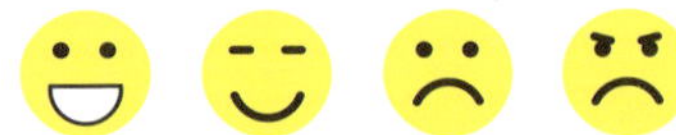

NUTRITION

REPAS 1

REPAS 2

REPAS 3

REPAS 4

Maximum nombre d'heures jeûnées entre les deux repas les plus éloignés **(idéalement 16 h)**

JOUR 10

FITNESS DU JOUR

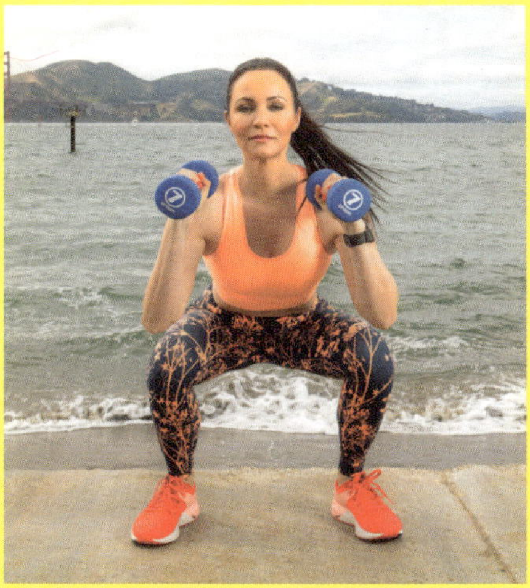

HIIT ⏱ 20 MINUTES

AUTRES SPORTS

NOTES

JE ME SENS

NUTRITION

REPAS 1

REPAS 2

REPAS 3

REPAS 4

Maximum nombre d'heures jeûnées entre les deux repas les plus éloignés **(idéalement 16 h)**

JOUR 11

FITNESS DU JOUR

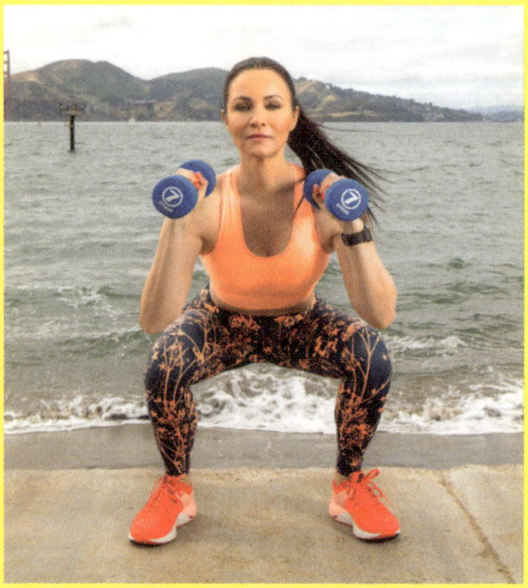

HIIT ⏱ 20 MINUTES

AUTRES SPORTS

NOTES

JE ME SENS

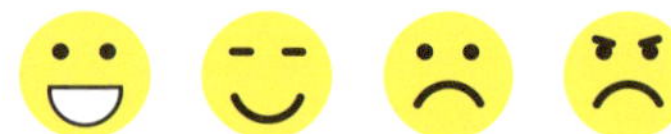

NUTRITION

REPAS 1

REPAS 2

REPAS 3

REPAS 4

Maximum nombre d'heures jeûnées entre les deux repas les plus éloignés **(idéalement 16 h)**

JOUR 12

FITNESS DU JOUR

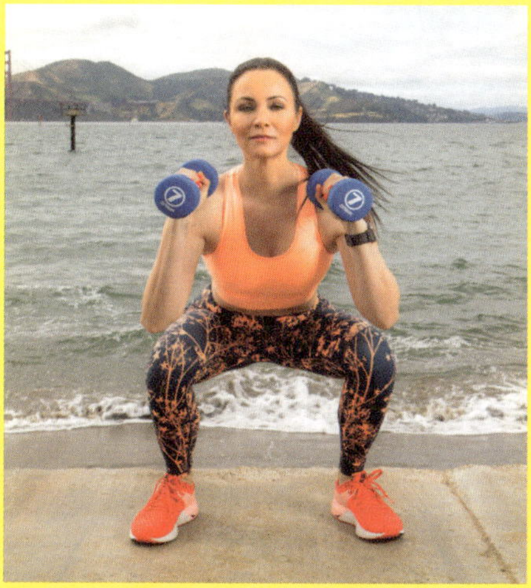

HIIT ⏱ 20 MINUTES

AUTRES SPORTS

NOTES

JE ME SENS

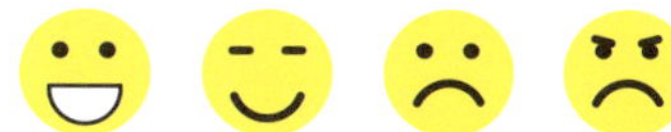

NUTRITION

REPAS 1

REPAS 2

REPAS 3

REPAS 4

Maximum nombre d'heures jeûnées entre les deux repas les plus éloignés **(idéalement 16 h)**

JOUR 13

FITNESS DU JOUR

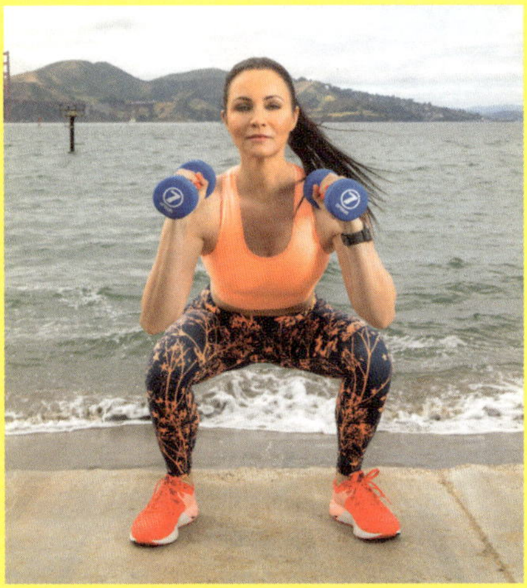

HIIT ⏱ 20 MINUTES

AUTRES SPORTS

NOTES

JE ME SENS

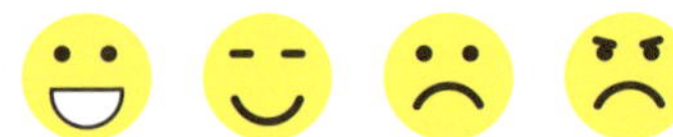

NUTRITION

REPAS 1

REPAS 2

REPAS 3

REPAS 4

Maximum nombre d'heures jeûnées entre les deux repas les plus éloignés **(idéalement 16 h)**

JOUR 14

FITNESS DU JOUR

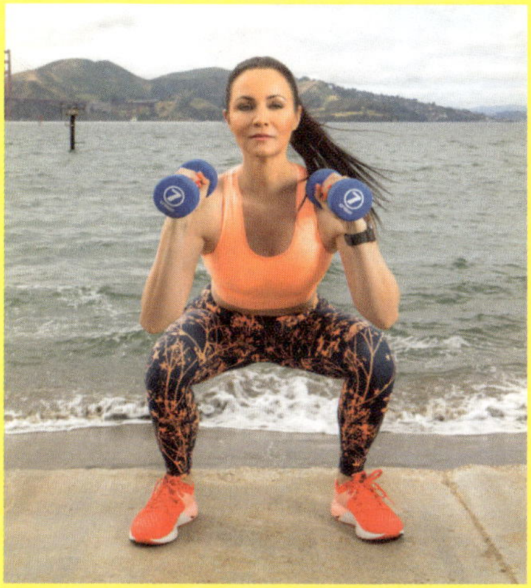

HIIT ⏱ 20 MINUTES

AUTRES SPORTS

NOTES

JE ME SENS

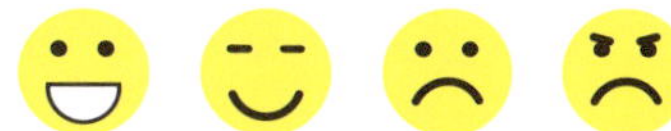

NUTRITION

REPAS 1

REPAS 2

REPAS 3

REPAS 4

Maximum nombre d'heures jeûnées entre les deux repas les plus éloignés **(idéalement 16 h)**

JOUR 15

FITNESS DU JOUR

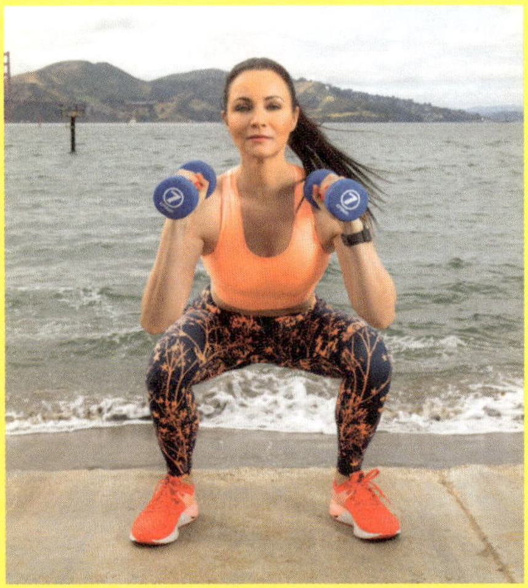

HIIT ⏱ 20 MINUTES

AUTRES SPORTS

NOTES

JE ME SENS

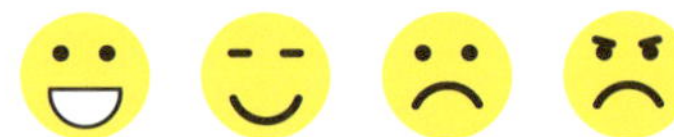

NUTRITION

REPAS 1

REPAS 2

REPAS 3

REPAS 4

Maximum nombre d'heures jeûnées entre les deux repas les plus éloignés **(idéalement 16 h)**

MENSURATIONS FIN DE PROGRAMME

TOUR DE BRAS

G: CM D: CM

TOUR DE TAILLE

CM

TOUR DE HANCHES

CM

TOUR DE CUISSES

G: CM D: CM

POIDS

MASSE GRASSE

TOUR DE MOLLETS

G: CM D: CM

NUTRITION

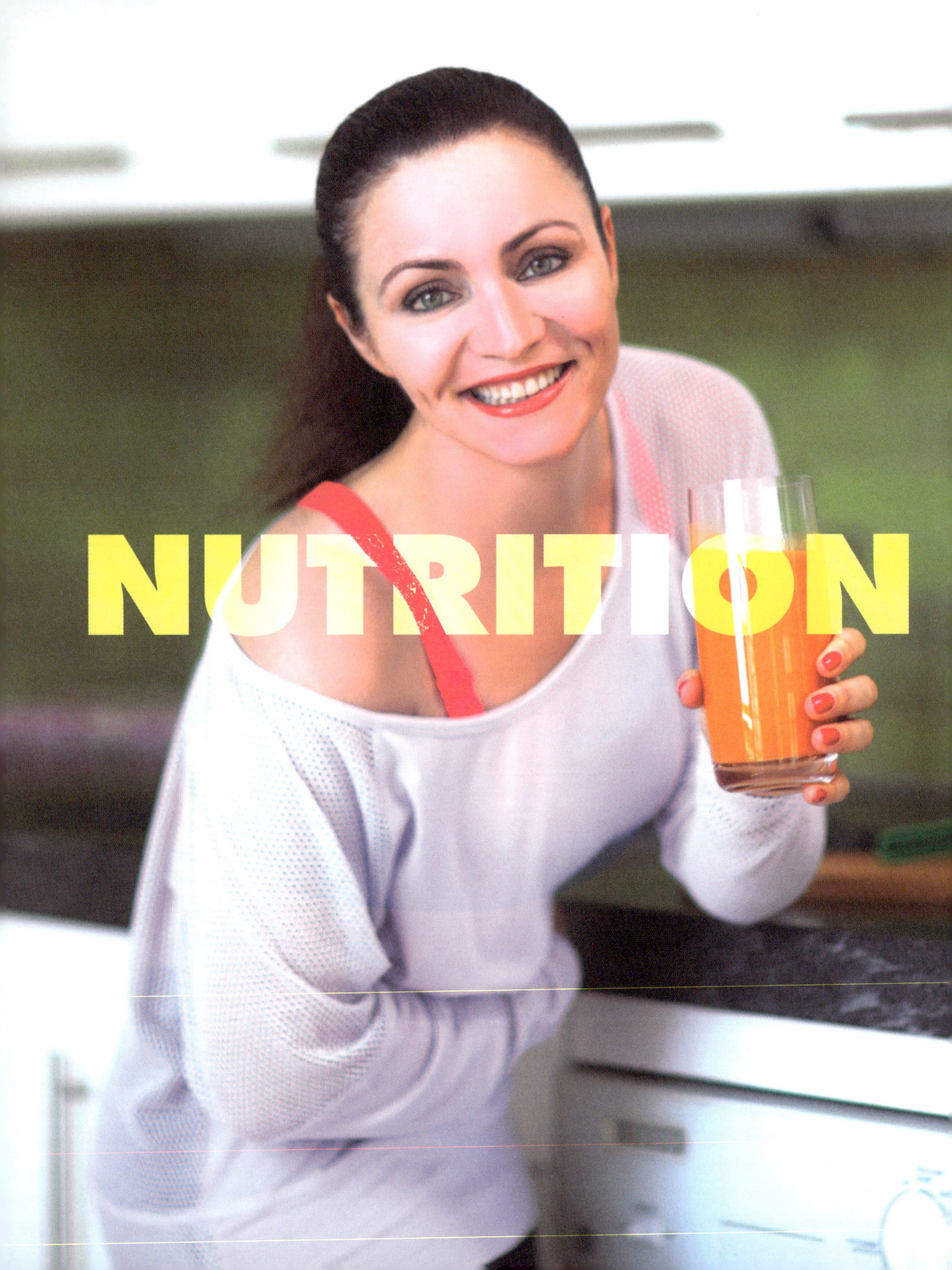

LES PRINCIPES

NUTRITION LÉGÈRE

Côté nutrition, nous avons 15 jours pour vous (re)mettre sur les rails donc nous allons vous pousser et tout chambouler ! Que vous aimiez ou pas l'approche, **ELLE MARCHE À 100%** alors accrochez- vous !

Principe 1 : Nous allons donc passer à un régime légèrement cétogène pour accélérer la perte de poids sans privations.

Principe 2 : Nous allons jeûner 16 heures par jour. Cette approche porte plusieurs noms : jeûne intermittent, jeûne des 16 heures, jeûne partiel, etc. Tous ces noms veulent dire la même chose.

LE RÉGIME LOW-CARB OU LÉGÈREMENT CÉTOGÈNE

C'est le régime sain de base. Celui pour lequel notre corps a été prévu.

C'EST LE RÉGIME QUI :

- **Fatigue le moins le corps.**
- **Est le plus aisé à suivre en famille, en société et au travail.**
- **Ne contient quasiment aucun sucre.**
- **Permet de mieux gérer ses envies de douceurs.**
- **Réduit voire supprime l'addiction au sucre.**
- **Accélère la perte de poids.**
- **Aide le mieux à contrôler la faim.**

Pour cela, nous allons éviter les aliments suivants (notez que je dis « éviter » car parfois on peut se retrouver coincé, alors faites au mieux) :

- **Pains de toutes sortes sauf le pain paléo ou kéto. On évite le pain sans gluten souvent fait à base de farine de riz et qui entraîne donc un pic glycémique massif** (et donc l'appétit).
- **Les pâtes, même sans gluten à base de maïs, de riz, de pois chiches, etc.** En revanche les pâtes de konjac sont totalement acceptées de même que quelques fusilli de sarrasin de-ci de-là.
- **Les gâteaux contenant du sucre et de la farine.**
- **Les bonbons.**
- **Les sodas même light.**
- **Les fruits bien sucrés comme les agrumes, les mangues, l'ananas, etc.**
- **Les légumineuses sauf exception.**
- **Le riz.**
- **Les pommes de terre y compris les patates douces,** qui comme leur nom l'indique contiennent des glucides.
- **Le miel, le sirop d'érable, et le sucre bien sûr.** Cela inclut le sucre de coco et toute variante marketing comme le sucre brun, roux, complet, etc.

LES PRINCIPES

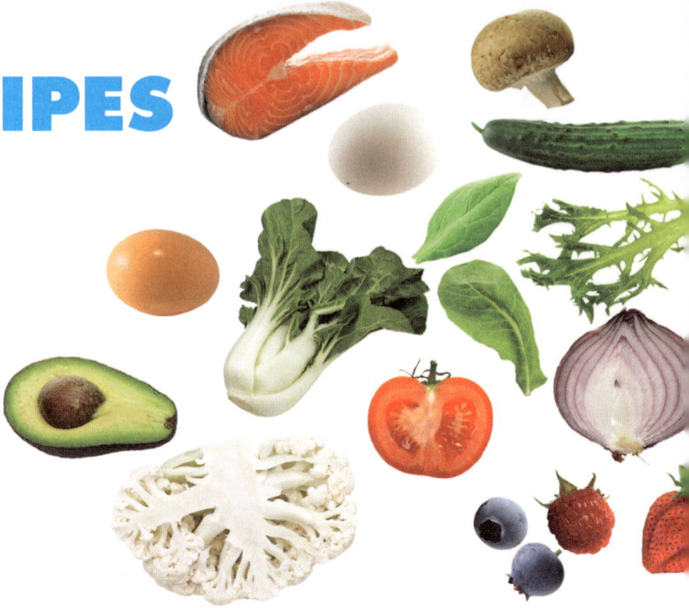

NOUS ALLONS PRIVILÉGIER :

➪ **Les poissons.**
➪ **Les fruits de mer.**
➪ **Les œufs.**
➪ **Les baies de saison.**
➪ **Tous les légumes verts.**
➪ **Les tomates.**
➪ **Les aubergines, poivrons, champignons, avocats et oignons.**
➪ **Tous les crucifères** (oui, cela inclut le kale).
➪ **Les viandes, de préférence les volailles mais un steak de temps en temps est tout à fait dans la droite ligne du programme. Le foie de veau est un must une fois par semaine** (sauf si vous n'aimez pas cela bien entendu).
➪ **Les fromages affinés : parmesan notamment.**
➪ **Les laits végétaux et leurs variantes : crème, yaourt nature, etc.**
➪ **Les bonnes huiles : olive, colza.**
➪ **Les noix de coco et leurs dérivés : huile, beurre et lait.**
➪ **Les graines : chia, tournesol, etc.**

Se nourrir avec des aliments chargés en bonnes graisses, bonnes protéines et fibres va permettre de mieux contrôler votre appétit.

La base de ces menus est le Lait Magique Bikini Express (recette disponible dans la section Recettes).

Ce Lait Magique est complet : en macro-nutriments et en micronutriments. **Il vous calera bien et est idéal pour rompre le jeûne.** C'est pour cela que je l'ai répété plusieurs fois dans les menus. **Je conseille que votre repas #1 soit toujours le Lait Magique Bikini Express** mais comme je sais que certaines d'entre vous risquent de craquer si elles commencent toutes leurs journées ou tous leurs menus avec le même goût, je préfère vous proposer des variantes afin que vous ne craquiez pas.

Certains ingrédients sont un peu rares mais ils sont tous disponibles en boutiques Nature, dans les rayons bio de votre magasin préféré et sur Internet.

MENU SECOURS MAISON

Choisissez un menu qui vous plaît et qui est facile à réaliser. Faites en sorte d'avoir tous les ingrédients (frais, surgelés, secs, etc.) pour pouvoir le réaliser en cas d'urgence afin de ne jamais être prise au dépourvu. Vous pouvez aussi décider de préparer un menu secours et de le congeler afin de l'avoir sous la main.

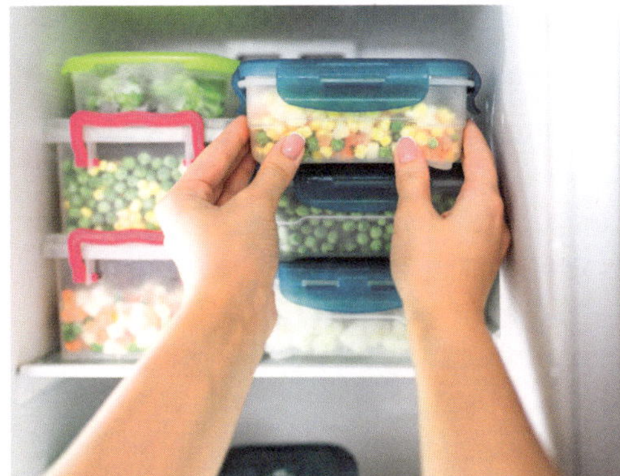

MENU SECOURS TRAVAIL

Choisissez un menu qui peut correspondre à ce que vous trouvez sur votre lieu de travail. Si vous n'avez pas vraiment de choix, apportez votre repas au travail. En cas de gros doutes, profitez de nos échanges quotidiens sur le groupe FB pour poser vos questions afin de faire le bon choix.

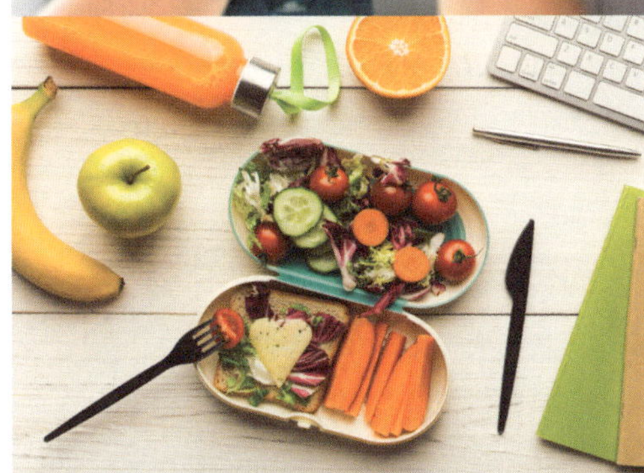

MENU SECOURS FAMILLE

Regardez les menus avec votre famille (y compris les enfants) et faites-leur classer les repas, du préféré au moins tentant. Cela vous permet de choisir et répéter certains menus qui plaisent pour éviter de vous sentir isolée et de devoir manger à part. **Dans tous les cas, dans les moments de doute, n'hésitez pas à venir sur le groupe secret FB pour poser vos questions : « Bikini Express 2019 », code BE20207646.**

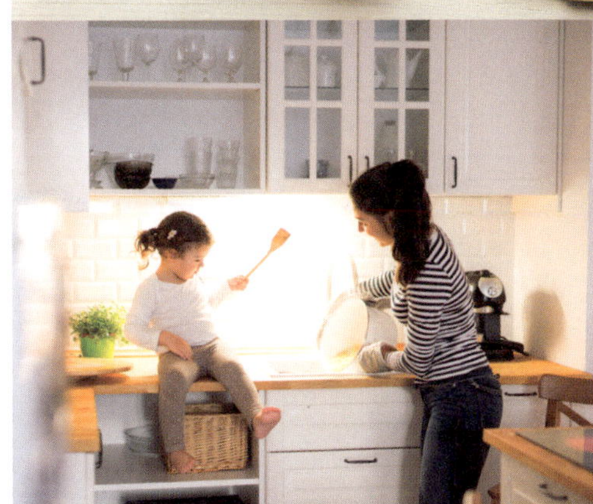

LES PRINCIPES

LE JEÛNE, QU'EST-CE QUE C'EST ?

Le jeûne est une méthode de nettoyage de l'organisme qui consiste à ne pas manger pendant une période donnée. **Attention,** il ne s'agit pas d'affamer l'organisme. Il s'agit ici de contrôler l'apport de nourriture pour que l'absence de nourriture soit volontaire et résulte d'un choix fait en pleine conscience.
Vous maîtrisez la durée et la fréquence de votre jeûne – dit intermittent – avec un objectif bien défini : celui de perdre du poids, celui d'augmenter votre niveau d'énergie, de mettre au repos votre organisme après une période chargée comme les fêtes de fin d'année par exemple, lorsque votre énergie est en bout de course ou pour prévenir une pathologie ou, encore mieux, améliorer votre état de santé.
C'est celui que vous faites toutes les nuits, du dîner jusqu'au petit-déjeuner, et qui dure environ 12 heures. **Dans notre cas, ce qui nous intéresse est d'allonger cette période de jeûne pour restreindre la fourchette alimentaire afin d'atteindre une durée de 16 heures.** La fourchette alimentaire ou fenêtre alimentaire, c'est la durée pendant laquelle vous vous alimentez et qui est de plus en plus élevée du fait de la présence de la nourriture à tout moment de la journée. Pensez notamment au petit grignotage devant la télévision, le soir, qui est devenu banal et qui pourtant, repousse un peu plus la période pendant laquelle votre corps vivra sur ses réserves.
Le jeûne est d'ailleurs une méthode ancestrale pour régénérer et soigner l'organisme de toutes sortes de maux. Nous l'avons simplement mise de côté puis oubliée au profit d'une alimentation de plus en plus abondante au fil des siècles, du fait des méthodes de conservation (réfrigérateur, congélateur…) et de l'industrialisation. Les animaux, eux, continuent de jeûner par exemple.

POURQUOI INTÉGRER LE JEÛNE DANS MON CHALLENGE ?

Pour booster l'élimination des toxines encapsulées dans les cellules graisseuses. Moins de toxines = moins de gras !
Pour activer la fonction « reset » de votre organisme. Rappelez-vous que nous sommes programmés génétiquement pour alterner des phases d'abondance de nourriture

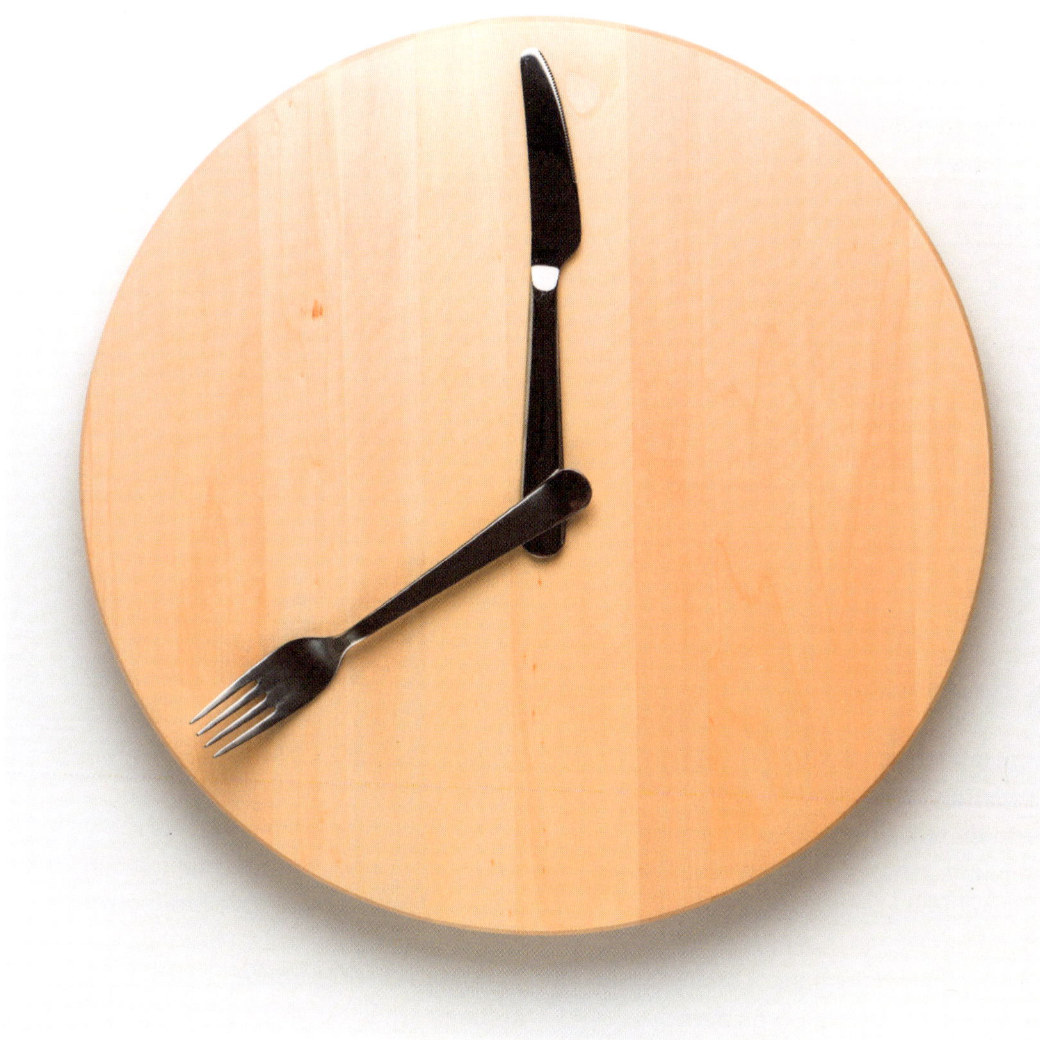

LES PRINCIPES

et de disette. C'est pour cela qu'en été et à l'automne, nous prenons un peu de poids en prévision des hivers rudes et moins pourvus en nourriture (et non pas à en abondance de raclette) 🙂.

Pour se familiariser avec cette technique et comprendre et – surtout – en ressentir les bénéfices. Apprivoisez le jeûne pour voir que votre organisme ne va pas défaillir à la première absence de nourriture. Bien au contraire !

LES BIENFAITS DU JEÛNE

Qu'on se le dise tout de suite, **les bénéfices du jeûne sont nombreux !** Le jeûne permet au corps de se nettoyer et de se réparer. Ce n'est donc pas de la magie si les fonctions de l'organisme s'améliorent d'elles-mêmes, et sans traitement, pendant et après un jeûne.

Voici quelques-uns des principaux bienfaits.

Perte de masse graisseuse : lorsque l'on jeûne, on permet à son organisme d'utiliser une grande partie du glycogène stocké dans le foie et de réduire le taux d'insuline. Lorsque ce dernier est bas, le corps peut puiser dans ses réserves de graisses. Si le taux d'insuline remonte, alors le corps arrête de brûler des graisses et stocke l'excédent de graisse dans les adipocytes.

Amélioration de la sensibilité à l'insuline : avec notre alimentation riche en glucides, les cellules de l'organisme sont exposées à de plus en plus grandes quantités d'insuline. Pour se protéger, elles développent une résistance à l'insuline. Résultat, la glycémie augmente et le corps sécrète encore plus d'insuline pour forcer le passage du glucose dans les cellules. C'est un cercle vicieux qui s'installe, appelé insulino-résistance. Lorsque nous jeûnons, le taux d'insuline dans le corps reste bas puisque le pancréas n'est plus stimulé par la présence de nourriture. Cela permet de casser le cercle vicieux de l'insulino-résistance.

Augmentation de l'énergie : les études sont formelles. Lorsqu'on effectue un jeûne, l'organisme est plus en forme. La concentration mentale est renforcée, tout comme la productivité, l'attention, la réactivité, l'humeur est boostée… Tout le contraire des agapes ! Et la bonne nouvelle : plus vous jeûnez, plus ces bénéfices s'étalent dans le temps, de quoi même diminuer les lésions dues au vieillissement naturel ou aux maladies telles que Parkinson ou Alzheimer.

Réduction du cholestérol sanguin : lorsqu'on jeûne, l'alimentation n'apporte plus de glucides à l'organisme. Le foie diminue alors la fabrication des triglycérides qui conduisent à la diminution du taux de LDL, le soi-disant « mauvais » cholestérol !

Réduire l'inflammation : avec une alimentation peu ou pas équilibrée, le jeûne permet à l'organisme de faire une véritable pause digestive. C'est d'autant plus vrai si vous souffrez chroniquement de ballonnements, de diarrhées, de constipation, de maux de ventre en tout genre, de lourdeurs et de fatigue après digestion… N'étant plus sollicités 3 à 4 fois par jour, tous les acteurs de la digestion sont mis au repos forcé pour leur plus grand bien.

Et d'autres impacts santé qui dépassent notre sujet Bikini Express comme l'autophagie (autodestruction des cellules malades) et l'amélioration de notre santé neurologique.

COMMENT LE METTRE EN PLACE ?

C'est on ne peut plus simple ! Le jeûne intermittent bénéficie de beaucoup d'avantages :

➪ **C'est facile :** la seule consigne étant de ne pas ingérer de nourriture pendant un laps de temps défini à l'avance.

➪ **C'est gratuit :** vous n'avez besoin de rien pour démarrer et le suivre sur le long terme.

➪ **C'est rapide :** ne pas avoir besoin de cuisiner et de s'attabler peut également être un gain de temps non négligeable pour s'accorder du temps pour soi, pour bouger, pour s'avancer dans ses tâches de tous les jours, pour passer du temps avec ses enfants…

➪ **C'est souple :** vous pouvez aménager vos périodes de jeûne en fonction de votre emploi du temps et de vos impératifs professionnels.

➪ **C'est compatible :** que vous soyez végétarien, vegan, sans gluten, sans produits laitiers, allergique aux œufs ou aux arachides, en ville ou à la campagne, homme ou femme, plutôt salé ou plutôt sucré… le jeûne intermittent s'adapte à tous les modes de vie et toutes les cultures.

LES PRINCIPES

LE JEÛNE EST DANS VOS GÈNES 🙂

ET ENSUITE ?

Dès aujourd'hui, **faites un petit pas dans l'univers du jeûne en allongeant votre jeûne nocturne.** Pour cela, prenez votre dîner de ce soir normalement et couchez-vous. Demain matin à votre réveil, buvez un verre d'eau chaude à jeûn puis sirotez votre Sobacha®, puis c'est tout !

Partez ensuite au travail, faire votre marche ou l'activité de votre choix jusqu'au moment du déjeuner. Vous le verrez, dans le jeûne nous ne cherchons pas la restriction calorique mais l'absence de nourriture sur une période donnée. C'est pour cela que le déjeuner qui viendra rompre votre jeûne sera plus consistant en proposant par exemple davantage de légumes ou un fruit frais supplémentaire pour combler votre faim. Mangez lentement à votre faim en prenant le temps de bien mastiquer.

Rappelez-vous que si votre organisme se met au repos, **il est par contre vital de continuer de boire en quantité optimale : tisanes, eaux plates, café et thés. Le tout à volonté, nature et sans sucre. Si une durée de 16 h vous paraît trop longue pour démarrer,** commencez par repousser d'une heure le petit-déjeuner, puis une heure de plus, puis une heure de plus, jusqu'à atteindre les 16 h.

Vous pouvez ainsi dîner à 19 h 30 et prendre votre repas suivant à 11 h 30. Petit-déjeuner ou déjeuner ? C'est comme chacun le ressent et en fonction de ses possibilités, au travail notamment. Vous partez soit sur 2 repas, à savoir le déjeuner à 11 h 30 puis le dîner à 19 h 30, soit sur 3 repas. Dans ce dernier cas, vous avez la possibilité de petit-déjeuner à 11 h 30 puis de déjeuner plus tard et de maintenir le dîner à 19 h 30. Ou bien de partir sur un déjeuner à 11 h 30, une collation/petit-déjeuner dans l'après-midi et le dîner toujours à 19 h 30.

Cette base de jeûne intermittent peut être suivie tous les jours de la semaine, sauf lorsque vous avez un évènement particulier ou que votre agenda ne s'y prête pas. Dans ces cas-là, aucune culpabilité à avoir ! Profitez de l'instant présent tout simplement 🙂.

J'utilise l'application ZERO (disponible sur Apple et Android) pour suivre mes progrès jeûne : elle m'indique combien d'heures il me

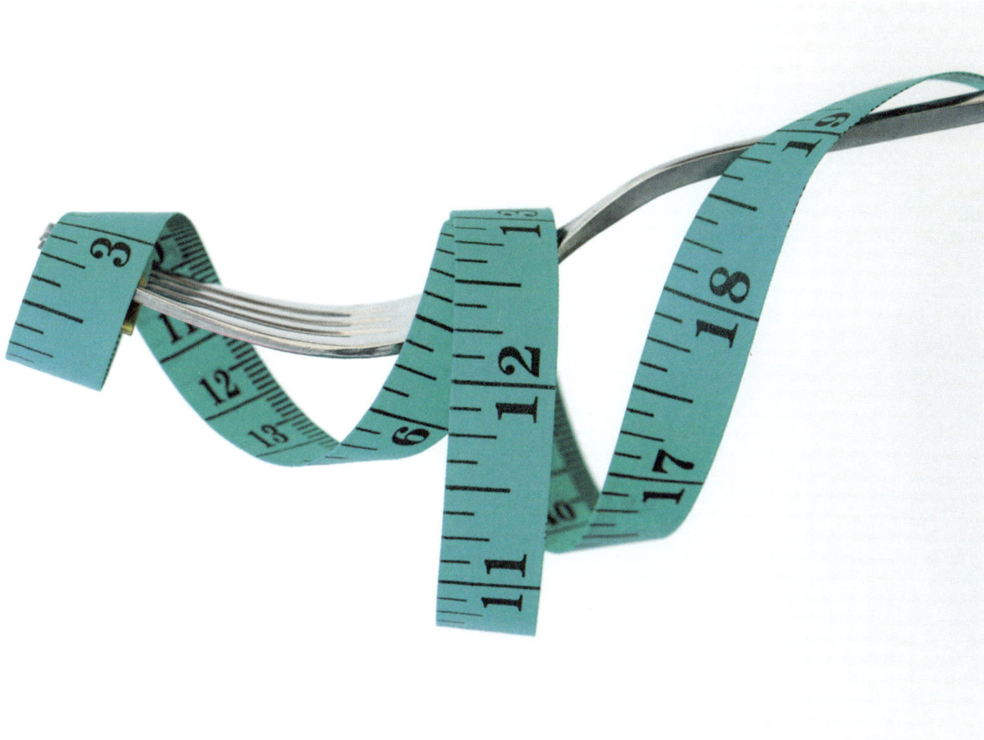

reste à faire et me félicite quand c'est dur.

Vous avez sûrement lu des articles qui prouvaient par A + B que les personnes qui mangeaient un petit-déjeuner perdaient plus de poids que celles qui n'en mangeaient pas. Ce concept m'a toujours interpellée jusqu'à ce que je découvre que les auteurs de l'étude principale (qui a été reprise dans tous les médias) étaient sponsorisés par une grande marque de céréales.
Cela dit, cela s'avère vrai si vous avez mangé trop sucré au dîner de la veille : vous priver le matin alors que vous mourez de faim... du coup vous pouvez compenser plus tard dans la journée.
Mais comme sur le Bikini Express vos dîners seront light en sucres, vous ne souffrirez pas de ce phénomène. CQFD.
Comme je ne sais pas quand vous allez décider de jeûner 16 h, j'ai appelé les repas 1, 2, 3 dans les menus qui suivent. **Ils sont interchangeables et répétables** (si vous avez préparé en trop grande quantité par exemple ou si vous êtes vraiment tombée amoureuse d'un repas) 🙂.

MENUS SEMAINE 1

	REPAS 1	REPAS 2	REPAS 3
JOUR 1	➯ Lait Magique Bikini Express	➯ Salade de pousses d'épinards et avocat ➯ Steak haché ➯ Fraises	➯ Soupe de chou-fleur, carottes et chorizo ➯ 1 tranche de Pain paléo avec un peu de beurre
JOUR 2	➯ Lait Magique Bikini Express	➯ Poke Bowl ➯ Baies	➯ Avocat à la fleur de sel ➯ 1 tranche de Pain paléo ➯ Jus de légumes
JOUR 3	➯ 10 amandes germées ➯ Salade de fruit frais ➯ Yaourt au lait de coco	➯ Asperges à la soyonnaise ➯ Filet de lieu noir ➯ Haricots verts vapeur à l'ail	➯ Spaghettis de courgettes au pesto et pignons de pin
JOUR 4	➯ Saumon fumé ➯ Graines germées ➯ Tranche de Pain paléo	➯ Lait Magique Bikini Express	➯ Gaspacho express 2 tranches de jambon de pays ➯ 1 tranche de Pain paléo avec une touche de beurre
JOUR 5	➯ Pancakes paléo avec un peu de yaourt de coco/ amandes et baies	➯ Wraps poulet avocat ➯ Tomates cerises ➯ 10 belles olives	Courge butternut rôtie aux herbes Dés de tofu grillé à la moutarde
JOUR 6	➯ Chia Pudding aux myrtilles	➯ Lait Magique Bikini Express	➯ Soupe de poulet au lait de coco, champignons, citronnelle et coriandre
JOUR 7	➯ Œufs brouillés au citron et à l'aneth ➯ 1/4 de melon	➯ Crevettes sautées au lait de coco ➯ Nouilles de konjac	➯ 2 tranches de jambon blanc ➯ Frites de carottes au cumin ➯ Jus de légumes

MENUS SEMAINE 2

	REPAS 1	REPAS 2	REPAS 3
JOUR 8	➪ 1 tranche de Pain paléo ➪ Beurre d'amande ➪ Salade de fraises à la menthe	➪ Purée de brocolis à la noix de cajou ➪ Filet de poulet grillé au cumin et citron	➪ Lait Magique Bikini Express ➪ Champignons farcis
JOUR 9	➪ Gaufres vertes	➪ Carottes et betteraves crues râpées à l'huile d'avocat ➪ Filets de sardines	➪ Enchiladas au bœuf et aux poivrons marinés ➪ 4 carrés de chocolat sucré au stevia
JOUR 10	➪ Omelette Bikini Express ➪ Lait Magique Bikini Express	➪ Salade de pastèque, épinards et féta ➪ 1 tranche de Pain paléo ➪ 10 belles olives	➪ Blanquette de saumon aux poireaux ➪ Baies
JOUR 11	➪ Salade composée pâtes de sarrasin, tomates cerises, dés de poulet, dés de pecorino	➪ Soupe froide de concombre au citron ➪ Muffins à la courgette	➪ Pain paléo ➪ Rillettes de sardines à la ciboulette ➪ Salade de tomates
JOUR 12	➪ Crème avoine, chia fraises	➪ Salade de mesclun, oignon rouge, saumon fumé et avocat	➪ Poulet grillé mariné au citron et gingembre ➪ Salade de roquette ➪ 1 banane
JOUR 13	➪ Foie de veau grillé ➪ Haricots verts ➪ Mûres	➪ Courgettes farcies noisette, poulet et mozzarella ➪ 10 belles olives	➪ Cabillaud en papillote ➪ Brocolis vapeur et huile d'olive ➪ 4 carrés de chocolat sucré au stevia
JOUR 14	➪ Salade de pousses d'épinards ➪ Veggie burger ➪ 1 orange	➪ Lait Magique Bikini Express ➪ Tête de chou-fleur rôtie aux épices	➪ Croquettes de courgettes ➪ Salade de mâche ➪ 2 tranches de saumon fumé

LES RECETTES

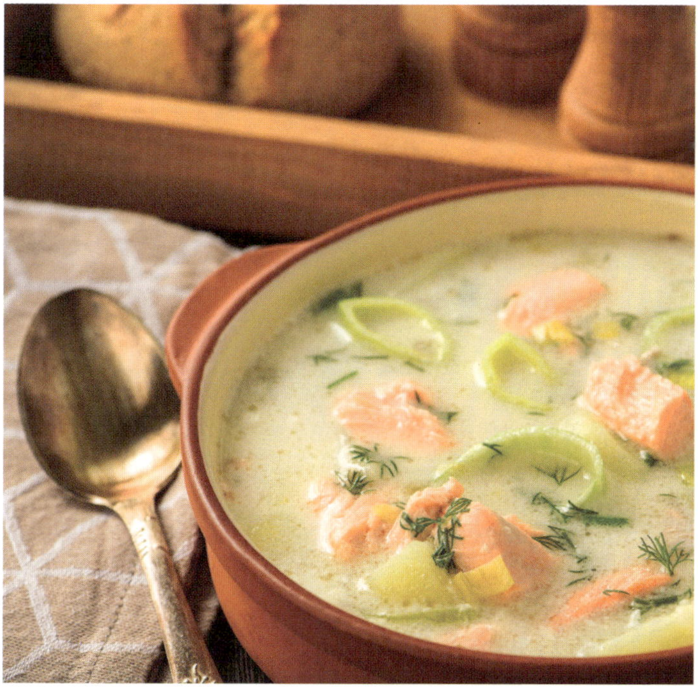

BLANQUETTE DE SAUMON AUX POIREAUX

Pour 2 pers

20 minutes

Ingrédients

- **3 pavés de saumon**
- **1 échalote**
- **2 poireaux**
- **3 carottes**
- **50 g de beurre Ghee**
- **40 cl de crème fraîche sans lactose ou vegan**
- **30 cl de bouillon de légumes**
- **Aneth**
- **2 cuillerées à soupe de farine**
- **Fleur de sel**
- **Poivre au moulin**

ÉTAPES

1. Épluchez, lavez les carottes et coupez-les en rondelles. Faites-les cuire 20 minutes environ au cuit-vapeur.
2. Faites cuire les blancs de poireaux dans de l'eau bouillante pendant 5 minutes.
3. Faites fondre 10 g de beurre dans une poêle et faites revenir l'échalote.
4. Ajoutez les carottes, les blancs de poireaux et le saumon coupé en dés et faites cuire pendant 5 minutes. Réservez.
5. Dans une casserole, faites fondre le reste de beurre, puis ajoutez la farine. Mélangez bien puis versez le bouillon hors du feu. Remettez sur le feu et faites épaissir sans cesser de mélanger.
6. Ajoutez la crème, assaisonnez à votre convenance et ajoutez l'aneth ciselé.
7. Réunissez les deux préparations et servez tiède.

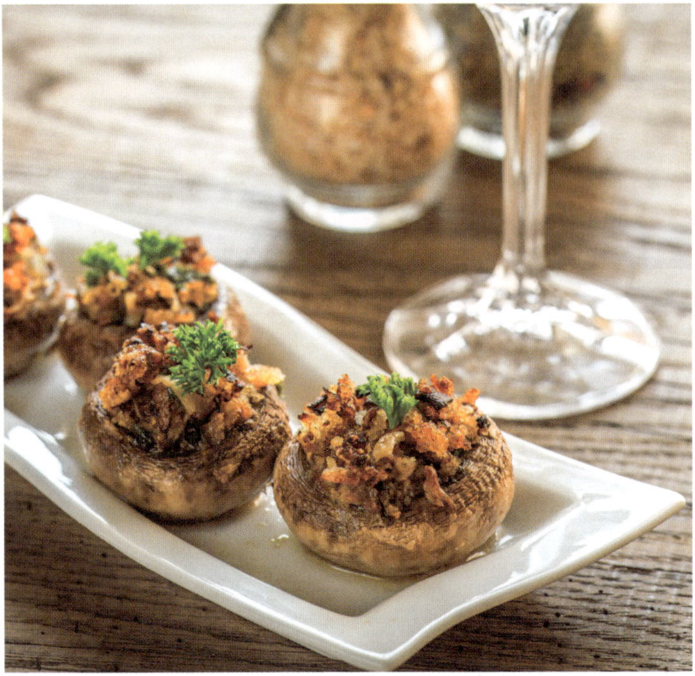

CHAMPIGNONS FARCIS

Pour 1 personne

30 minutes

Ingrédients

- **4 gros champignons**
- **1 échalote**
- **1 œuf Bio**
- **30 g de mozzarella**
- **40 g de noisettes**
- **Huile d'olive**
- **Persil**
- **Fleur de sel**
- **Poivre au moulin**

ÉTAPES

1. Équeutez et creusez légèrement les champignons avec une petite cuillère.
2. Rincez-les sous l'eau courante froide et réservez.
3. Dans une poêle, faites revenir dans un peu d'huile d'olive l'échalote finement émincée avec les noisettes hachées.
4. Ajoutez les pieds de champignons mixés, le persil ciselé (gardez 4 feuilles pour la déco) et la mozzarella émincée également.
5. Cassez et battez l'œuf. Mélangez le tout et assaisonnez à votre convenance.
6. Garnissez les têtes de champignons.
7. Enfournez 20-25 minutes à 180°C.
8. Servez tiède avec une salade.

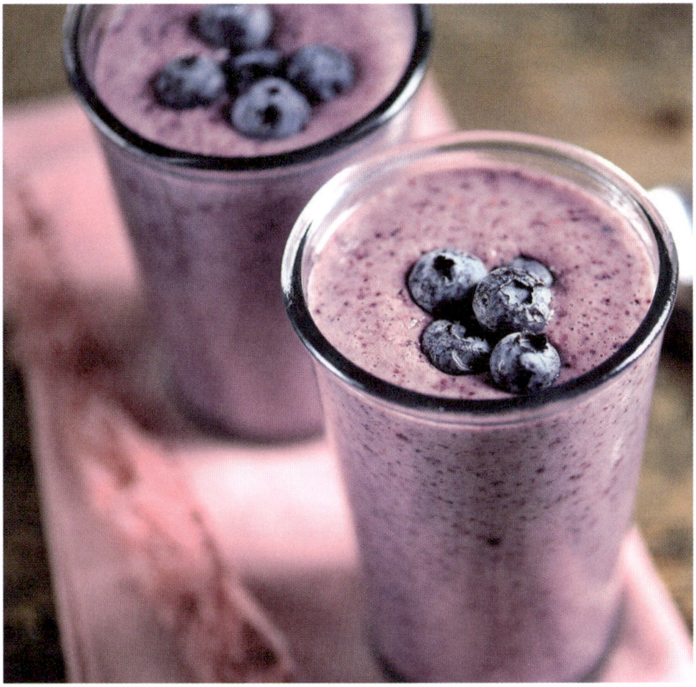

CHIA PUDDING AUX MYRTILLES

Pour 1 personne

5 minutes

Ingrédients

- **100 g de myrtilles**
- **25 cl de lait d'amande**
- **5 c à soupe de graines de chia**
- **2 c à soupe de noix de coco râpée**
- **Quelques gouttes d'extrait de vanille**

ÉTAPES

1. Mixez tous les ingrédients au blender en réservant quelques myrtilles pour la décoration.
2. Versez dans un grand verre et réservez au frais quelques heures au minimum, le mieux étant la veille pour le lendemain matin.
3. Dégustez !

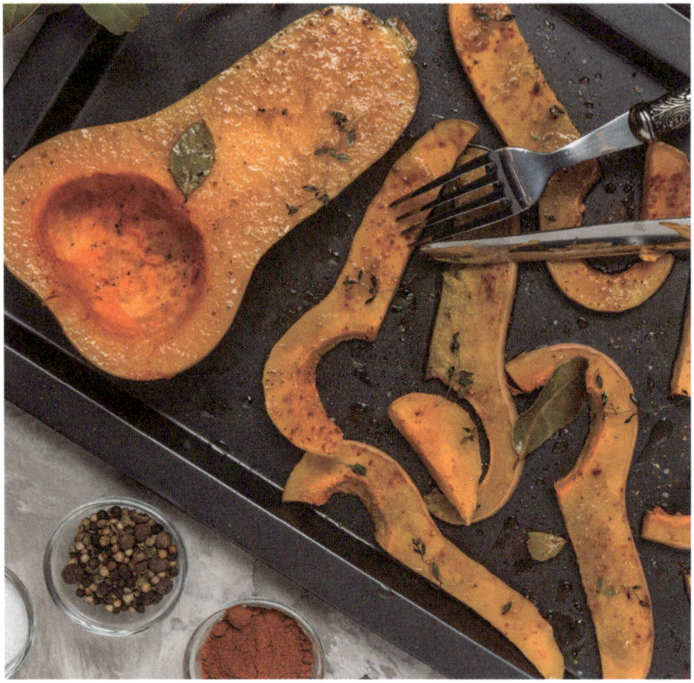

COURGE BUTTERNUT RÔTIE AUX HERBES

Pour 2 personnes

5 minutes

Ingrédients

- **Courge butternut**
- **4 branches de thym**
- **2 c à soupe de paprika**
- **Quelques feuilles de laurier sauce**
- **Huile d'olive**
- **Fleur de sel**
- **Poivre au moulin**

ÉTAPES

1. Lavez et tranchez la courge en quartiers.
2. Pelez-la et épépinez-la.
3. Disposez les tranches sur une plaque de cuisson.
4. Arrosez-les d'huile d'olive.
5. Ajoutez le thym effeuillé, les feuilles de laurier et les épices.
6. Assaisonnez à votre convenance et enfournez 30 minutes environ à 180°C jusqu'à ce que la chair soit fondante.

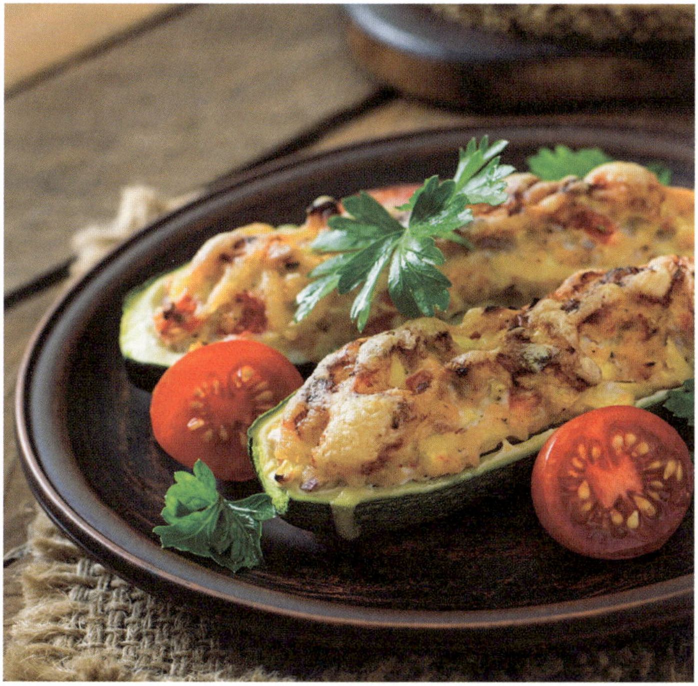

COURGETTES FARCIES : NOISETTE, POULET ET MOZZARELLA

Pour 2 personnes

30 minutes

Ingrédients

- **2 courgettes**
- **40 g de noisettes**
- **2 blancs de poulet**
- **1 oignon**
- **1 tomate**
- **1 œuf Bio**
- **60 g de mozzarella râpée de chèvre**
- **Persil**
- **Sel, poivre**

ÉTAPES

1. Préchauffez le four à 180°C.
2. Lavez les courgettes, coupez-les dans le sens de la longueur et prélevez la pulpe à l'aide d'une petite cuillère. Mixez la chair.
3. Émincez finement le poulet, la tomate et l'oignon après l'avoir épluché et mélangez-les avec la pulpe des courgettes et l'œuf battu.
4. Ajoutez le persil ciselé et les noisettes concassées et assaisonnez.
5. Garnissez les courgettes avec la préparation et parsemez de fromage.
6. Enfournez 30 minutes environ à 180°C.

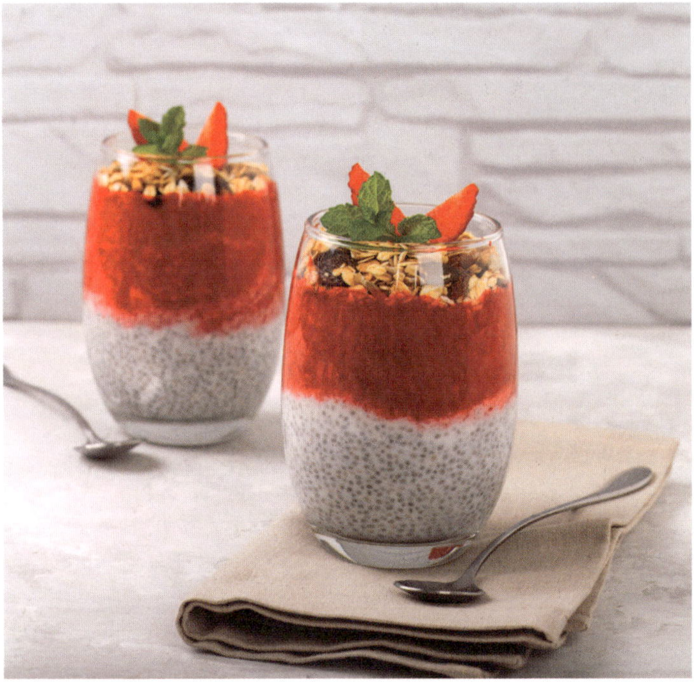

CRÈME AVOINE, CHIA ET FRAISES

Pour 1 personne

10 minutes

Ingrédients

- **100 g de fraises**
- **25 cl de lait de coco**
- **5 c à soupe de graines de chia**
- **2 c à soupe de flocons d'avoine**
- **Quelques gouttes d'extrait de vanille**
- **Feuilles de menthe**

ÉTAPES

1. Mixez tout le lait, la vanille et les graines de chia au blender.
2. Versez la préparation dans un grand verre.
3. Mixez ensuite les fraises en en réservant quelques-unes pour la décoration.
4. Versez la pulpe de fraises sur la première préparation.
5. Réservez au frais plusieurs heures ou mieux : la veille pour le lendemain.
6. Servez décoré de flocons d'avoine, de dés de fraise et de menthe fraîche.

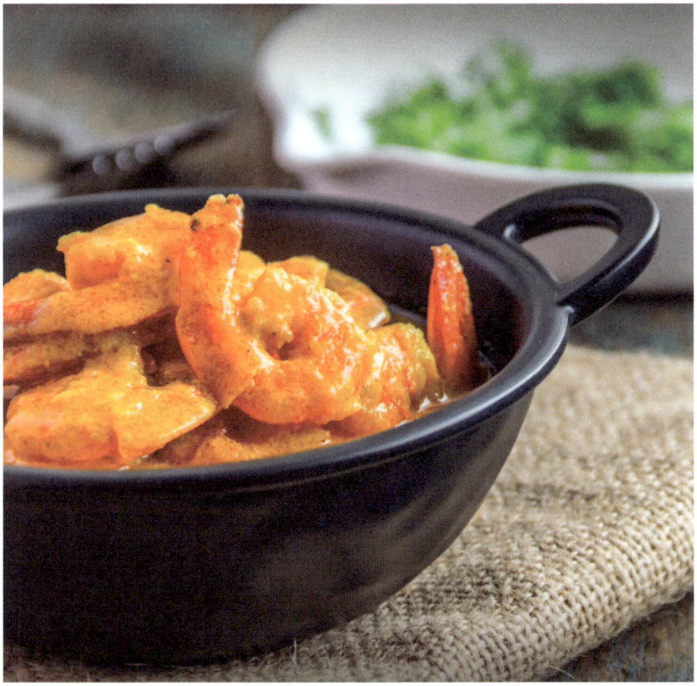

CREVETTES SAUTÉES AU LAIT DE COCO

Pour 2 personnes

20 minutes

Ingrédients

- **1/2 kilo de crevettes**
- **2 pommes granny smith, coupées en petits cubes**
- **Huile de colza**
- **Thym**
- **2 citrons verts**
- **1 conserve de lait de noix de coco**
- **Curry**
- **10 g de beurre**

ÉTAPES

1. Préchauffez la poêle à feu moyen, et faites revenir les petits cubes de pomme dans le beurre.
2. Remuez à feu doux jusqu'à ce que les cubes deviennent tendres (mais pas en compote). Réservez-les à part.
3. Ajoutez dans la même poêle les crevettes et faites-les revenir jusqu'à ce qu'elles soient cuites.
4. Ajoutez les cubes de pommes, le jus du citron vert, le sel et le lait de noix de coco.
5. Retirez du feu et ajoutez un peu de curry selon vos goûts.
6. Servez aussitôt.

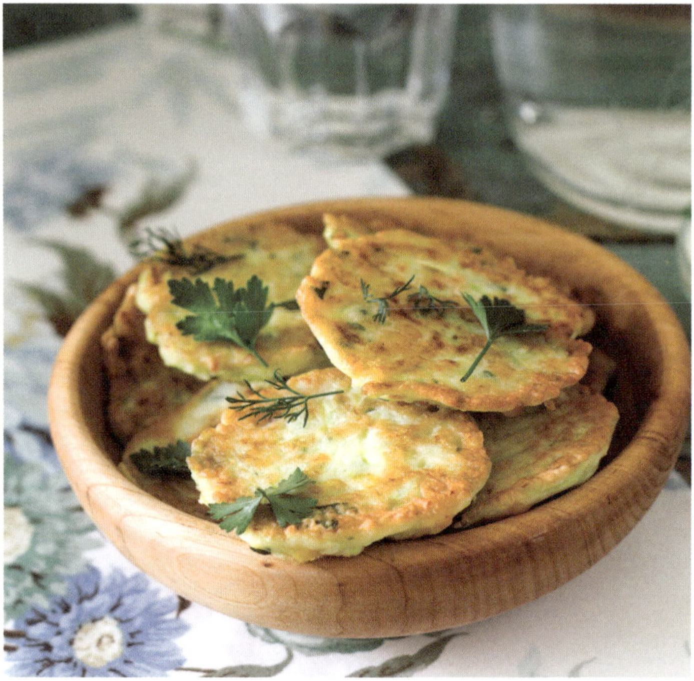

CROQUETTES DE COURGETTE

Pour 6 personnes

30 minutes

Ingrédients

- **1 kg de courgettes**
- **1 oignon**
- **100 g de féta**
- **2 œufs Bio**
- **4 c à soupe de farine de sarrasin**
- **Huile d'olive**
- **Persil**
- **Menthe fraîche**
- **Sel, poivre**

ÉTAPES

1. Lavez et râpez les courgettes en laissant la peau.
2. Mettez-les dans un torchon propre et essorez-les pour enlever une bonne partie de l'eau qu'elles contiennent.
3. Mélangez les courgettes râpées, les œufs battus et la féta émiettée.
4. Ajoutez l'oignon finement émincé, les aromates ciselés et assaisonnez.
5. Réalisez des galettes, passez-les dans la farine des deux côtés et faites-les cuire dans une sauteuse avec un peu d'huile d'olive.
6. Égouttez-les sur du papier absorbant et dégustez-les froides ou encore chaudes.

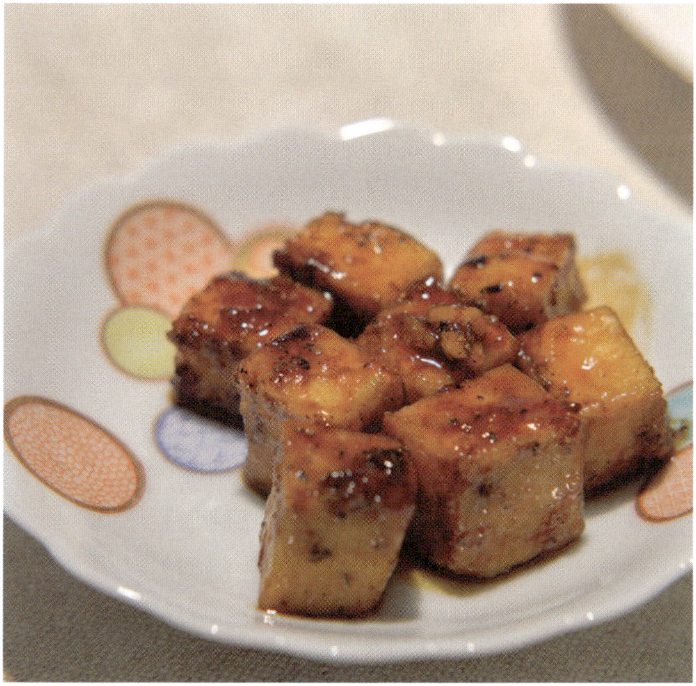

DÉS DE TOFU GRILLÉ À LA MOUTARDE

Pour 4 personnes

2h30

Ingrédients

- **500 g de tofu ferme**
- **2 c à soupe de moutarde de Dijon**
- **1 gousse d'ail écrasée (facultative)**
- **4 c à soupe de sauce soja allégée en sodium si possible**
- **4 c à soupe de vinaigre balsamique**
- **4 c à soupe d'huile d'olive**

+ 1 pour la poêle

- **Sel : attention quand même car si votre sauce de soja n'est pas allégée en sodium ce sera déjà assez salé**
- **Poivre**

ÉTAPES

1. Détaillez en cubes le tofu puis mettez-le dans un bol.
2. Ajoutez la moutarde.
3. Ajoutez l'ail écrasé.
4. Arrosez avec la sauce de soja, l'huile d'olive et le vinaigre balsamique.
5. Mélangez bien.
6. Laissez mariner au moins 2 h (mais pas de panique si vous oubliez votre plat qui marine pendant 5, 6 voire 10 h, le goût n'en sera que renforcé).
7. Égouttez en réservant la marinade.
8. Faites revenir à feu vif les dés de tofu marinés dans une poêle huilée durant 10 min.
9. Quand le tofu est quasiment sec ajoutez de la marinade au fur et à mesure à la cuillère juste pour faire une sauce onctueuse.
10. Servez chaud !

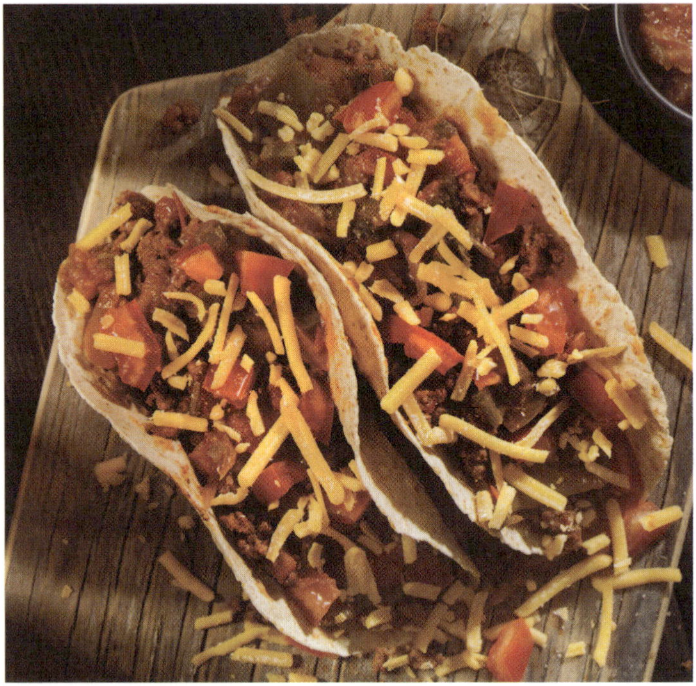

ENCHILADAS AU BŒUF ET AUX POIVRONS MARINÉS

Pour 4 personnes

10 minutes

Ingrédients

- **600 g de bœuf haché**
- **200 g de fromage râpé type cheddar**
- **8 tortillas de maïs**
- **4 tomates**
- **2 oignons rouges**
- **2 avocats**
- **1 citron**
- **1 poivron rouge**
- **2 gousses d'ail**
- **1 c à soupe d'huile de coco**
- **1 c à café de coriandre en poudre**
- **1 c à café de gingembre**
- **1 c à café de cumin en poudre**
- **1 c à soupe d'épices à guacamole**
- **Sel, poivre**

ÉTAPES

1. Épluchez et dénoyautez les avocats. Écrasez-les à la fourchette et ajoutez le jus de citron et les épices à guacamole.
2. Dans un faitout, faites suer quelques minutes les oignons émincés et les gousses d'ail hachées dans l'huile de coco. Ajoutez le poivron découpé en petits dés, les tomates émincées, les épices et assaisonnez.
3. Faites cuire 5 minutes, puis ajoutez la viande.
4. Une fois qu'elle est cuite, dressez la préparation dans les tortillas recouvertes de guacamole et parsemez de fromage râpé.
5. Servez aussitôt !

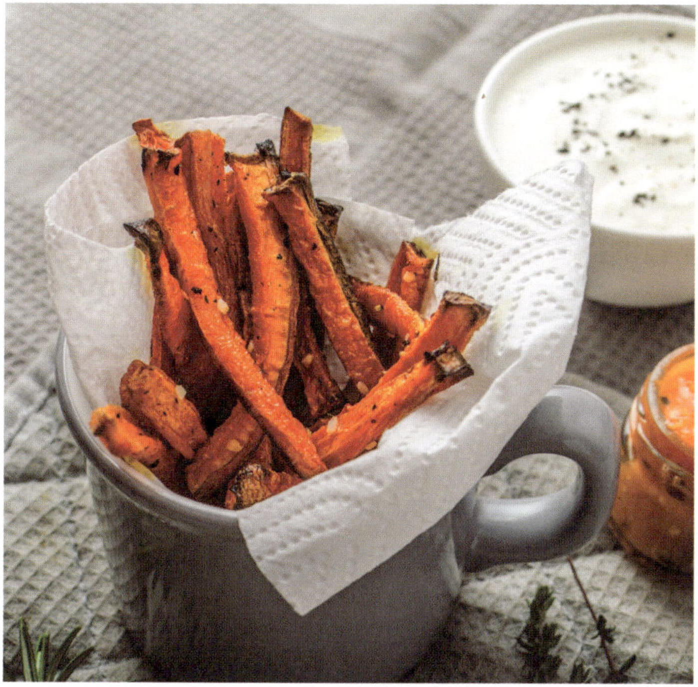

FRITES DE CAROTTES AU CUMIN

Pour 2 personnes

35 minutes

Ingrédients

- **4 grosses carottes**
- **4 c à soupe d'huile d'olive**
- **2 c à soupe de cumin**
- **Sel, poivre**

ÉTAPES

1. Préchauffez le four à 220°C.
2. Lavez, épluchez les carottes et coupez-les en bâtonnets.
3. Dans un bol, mélangez l'huile, le sel et le poivre.
4. Enduisez au pinceau les frites avec ce mélange et enfournez 2 x 15 min sur une plaque recouverte de papier sulfurisé.
5. Retournez les frites à mi-cuisson.

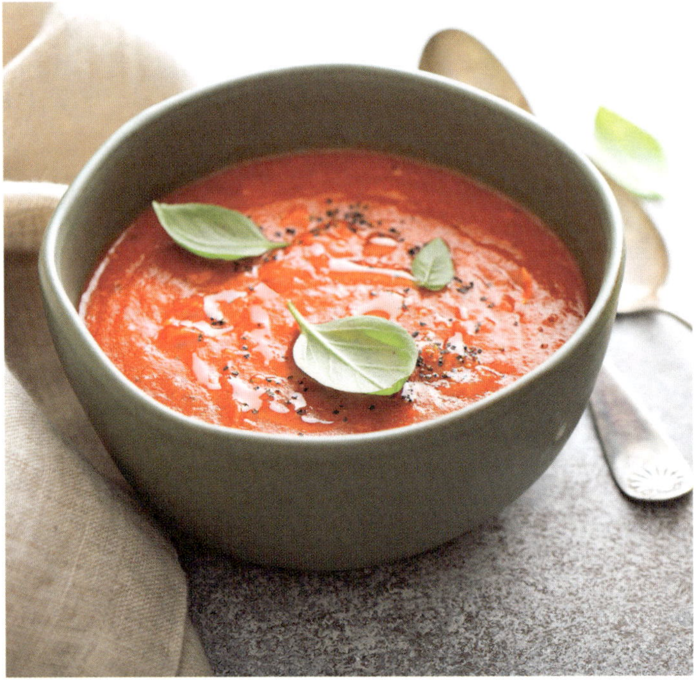

GASPACHO EXPRESS

Pour 2 personnes

5 minutes

Ingrédients

- 5 tomates
- 1/2 poivron vert
- 1/2 concombre
- 1 échalote
- 1 gousse d'ail
- 2 c à soupe d'huile d'olive
- 1/2 c à café de vinaigre balsamique
- Tabasco
- Sel et poivre
- 15 cl d'eau
- 5 glaçons

ÉTAPES

1. Mettez tous les ingrédients dans un blender.
2. Ajoutez les glaçons en fin de mixage.
3. Servez aussitôt.

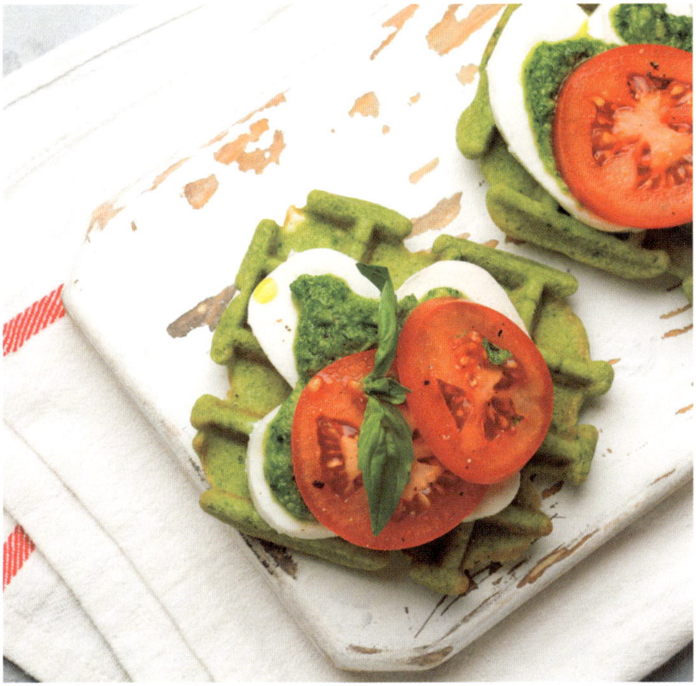

GAUFRES VERTES

Pour 4 personnes

1 heure

Ingrédients

- 300 g de feuilles d'épinards
- 100 ml de lait végétal nature
- 2 œufs Bio
- 1 tomate
- 4 tranches de mozzarella
- 4 c à soupe de pesto
- 50 g de parmesan
- 1 c à soupe d'huile de coco
- 100 g de farine de sarrasin
- 1 sachet de levure
- Sel, poivre
- Basilic frais

ÉTAPES

1. Mixez au blender les épinards, le lait, le fromage.
2. Ajoutez la farine, les œufs, la levure et assaisonnez.
3. Réservez 1 heure.
4. Faites cuire les gaufres au gaufrier en huilant préalablement les grilles.
5. Servez les gaufres tièdes décorées de mozzarella, de tranches de tomates, d'un peu de pesto et de basilic frais.

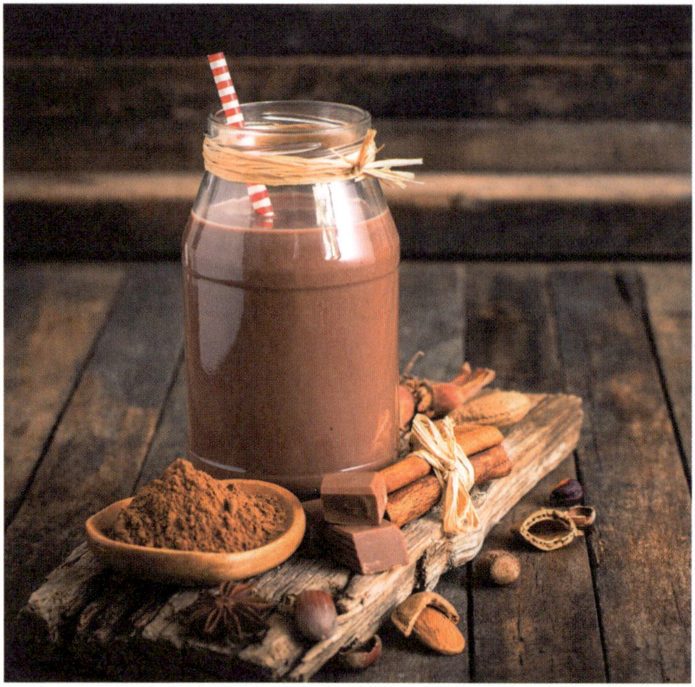

LAIT MAGIQUE BIKINI EXPRESS (VERSION SIMPLIFIÉE)

Pour 1 personne

5 minutes

Ingrédients

- **250 ml lait d'avoine ou autre lait végétal nature**
- **1 c à soupe de cacao pur en poudre ou râpé**
- **1 pincée de gingembre en poudre**
- **1 pincée de cannelle**
- **1 c à soupe de maca**
- **1 pincée de cardamome**
- **Stevia selon votre goût**

J'ai conçu cette recette afin qu'elle apporte les nutriments dont nous avons besoin tout en satisfaisant notre appétit et en nous aidant à le contrôler. Consciente que certains ingrédients sont plus difficiles à trouver que d'autres, je vous ai créé cette version plus simple (la version complète, que je recommande, se trouve sur la page suivante).
Les ingrédients sont tous disponibles sur Internet en cas de difficulté pour les trouver localement.

ÉTAPES

1. Mélangez tous les ingrédients sur feu doux jusqu'à obtention d'un mélange homogène.
2. Se boit chaud ou frais (avec des glaçons en cas de grosse chaleur).
3. Peut se préparer à l'avance car se conserve très bien au réfrigérateur (24 h).

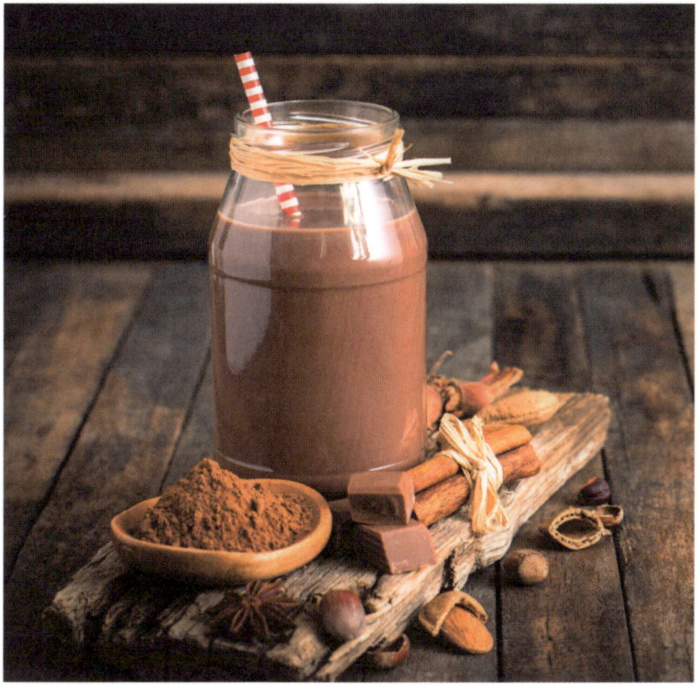

LAIT MAGIQUE BIKINI EXPRESS (VERSION ORIGINALE)

Pour 1 personne

5 minutes

Ingrédients

- **250 ml lait d'avoine ou autre lait végétal nature**
- **1 c à soupe de cacao pur en poudre ou râpé**
- **1/2 c à café de spiruline bleue**
- **1 pincée de gingembre en poudre**
- **1 pincée de cannelle**
- **2 pincées de ashwagandha en poudre**
- **2 pincées de shatavari en poudre**
- **1 c à soupe de maca**
- **1 pincée de cardamome**
- **Stevia selon votre goût**

ÉTAPES

1. Mélangez tous les ingrédients sur feu doux jusqu'à obtention d'un mélange homogène.
2. Se boit chaud ou frais (avec des glaçons en cas de grosse chaleur).
3. Peut se préparer à l'avance car se conserve très bien au réfrigérateur (24 h).

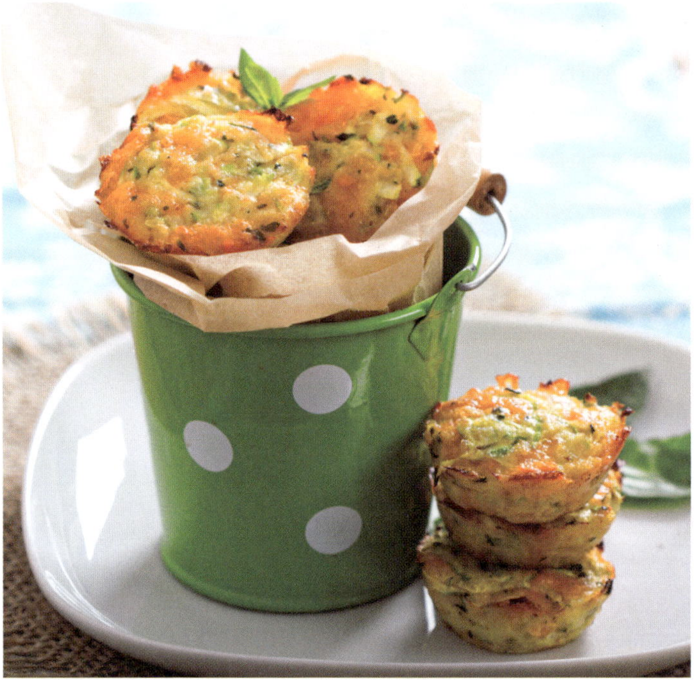

MUFFINS À LA COURGETTE

Pour 4 personnes

30 minutes

Ingrédients

- 300 g de farine sans gluten
- 1 courgette
- 8 tomates séchées
- 2 c à soupe de crème végétale
- 2 œufs Bio
- 80 g d'huile
- 80 g de lait végétal
- Origan
- Sel, poivre

ÉTAPES

1. Préchauffez le four à 180°C.
2. Battez les œufs dans un saladier avec le lait, l'huile, du sel, du poivre et 1 c à soupe d'origan.
3. Ajoutez la farine en pluie, puis la crème.
4. Mélangez jusqu'à l'obtention d'une pâte homogène.
5. Lavez la courgette et râpez-la.
6. Découpez les tomates séchées en petits dés.
7. Ajoutez les légumes à la pâte et mélangez bien.
8. Répartissez des moules à muffins préalablement huilés et farinés.
9. Enfournez 25 minutes environ.

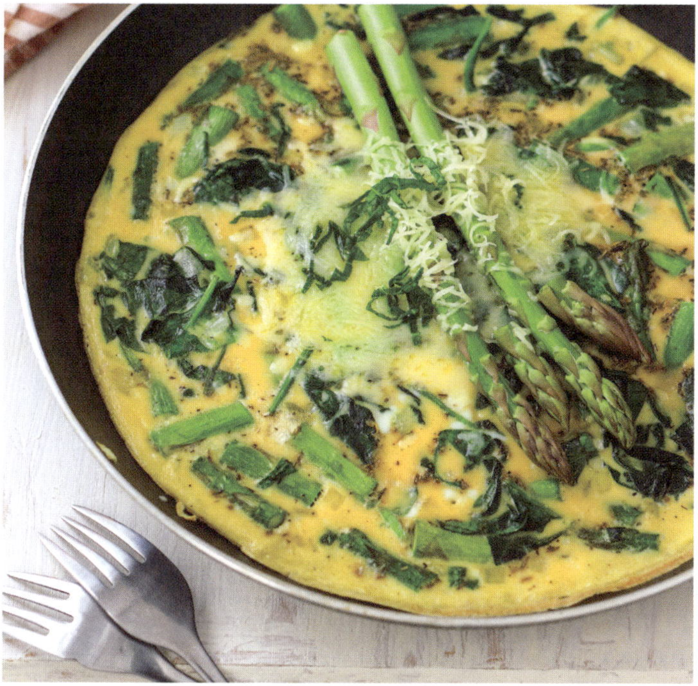

OMELETTE BIKINI EXPRESS

Pour 4 personnes

10 minutes

Ingrédients

- **1 grosse botte d'asperges vertes**
- **2 oignons de printemps**
- **1 c à soupe d'huile d'olive**
- **1 poignée de pousses d'épinards frais**
- **8 œufs Bio**
- **1 c à soupe de mascarpone**
- **Parmesan râpé**
- **Huile d'olive**
- **Sel, poivre**

ÉTAPES

1. Coupez la base dure des asperges.
2. Gardez 4 asperges pour la décoration et coupez les autres en tronçons.
3. Dans un saladier, battez les œufs en omelette puis ajoutez le mascarpone en continuant à battre. Assaisonnez à votre convenance et réservez.
4. Dans une casserole d'eau bouillante salée, faites cuire 5 minutes les pousses d'épinards. Réservez.
5. Dans une poêle, faites revenir les 4 asperges de décoration sur feu vif pendant 2 minutes. Réservez-les égalemment.
6. Dans cette même poêle, mettez les oignons et les asperges émincés. Une fois ramollis, ajoutez les épinards et baissez le feu.
7. Étalez le mélange de légumes uniformément dans la poêle et incorporez les œufs battus. Répartissez bien ceux-ci.
8. Saupoudrez l'omelette de parmesan.
Décorez des 4 asperges restantes et servez.

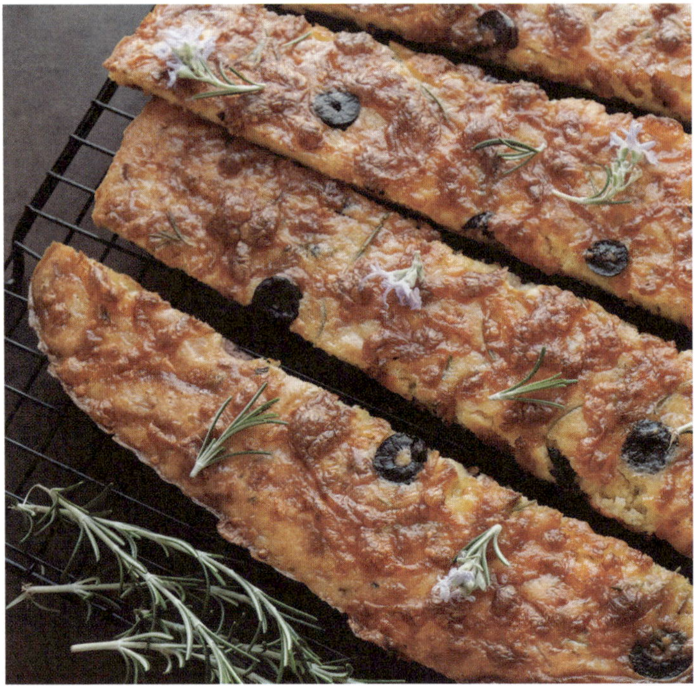

PAIN PALÉO

Pour 1 à 6 personnes • 35 minutes

Ingrédients

- 1 cup (130 g) de farine d'amande (ou poudre d'amandes)
- 3/4 cup (100 g) de farine d'arrow root
- 1/2 cup (40 g) de farine de graines de lin (vous pouvez la faire vous-même en passant des graines de lin au blender)
- 1/3 cup (75 ml) d'huile de coco
- 4 œufs
- 1/4 cup (60 ml) d'eau tiède
- 1 c à café de vinaigre de cidre
- 1/2 c à café de sel
- 2 c à café de poudre à lever (ou baking powder)
- 12 grosses olives vertes dénoyautées
- 1 cup de lardons cuits

ÉTAPES

1. Mettez le four à préchauffer à 180°C.
2. Mélangez tous les ingrédients SAUF les olives.
3. Dans un moule à cake chemisé avec du papier sulfurisé, transvasez le mélange. Ajoutez-y les olives à la main pour bien les répartir.
4. Vous pouvez les enfoncer. Comme elles n'ont pas été roulées dans de la farine, elles ne resteront pas au fond mais remonteront vers la surface.
5. Enfournez 35 minutes. Éteignez ensuite le four et laissez la cuisson se terminer pendant 30 minutes.
6. Dégustez !

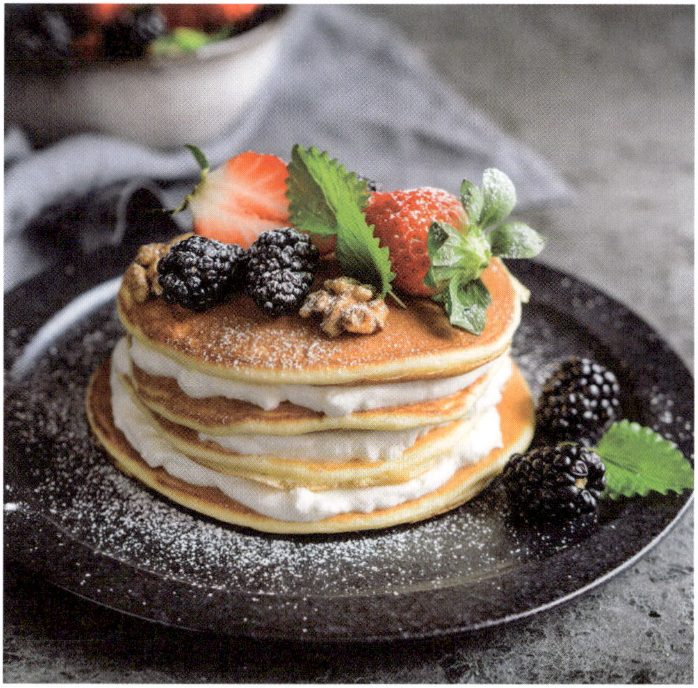

PANCAKES PALÉO

Pour 4 personnes • 10 minutes

Ingrédients

- **1 cup (130 g) farine d'amande extra fine**
- **1/4 cup (35 g) farine de noix de coco**
- **2 c à soupe de xylitol, érythritol ou autre produit sucrant naturel**
- **1 c à café de poudre à lever**
- **5 œufs**
- **1/3 cup de lait d'amande**
- **1/4 cup d'huile d'avocat ou toute huile neutre qui ne brûle pas, l'huile de noix de coco peut faire l'affaire mais le beurre fondu non (le ghee marche aussi)**
- **Extrait de vanille (optionnel mais c'est meilleur avec)**
- **1 pincée de sel**
- **Et pour déguster : yaourt vegan sucré avec du xylitol ou équivalent et des baies**

ÉTAPES

1. Mélangez tous les ingrédients.
2. Si la pâte est trop épaisse, ajoutez un peu de lait d'amande.
3. Préchauffez une poêle avec du ghee (c'est mieux que le beurre qui brûle) et faites cuire les pancakes à raison de 2 minutes au plus par côté (si vous couvrez la poêle le résultat sera encore plus gourmand).

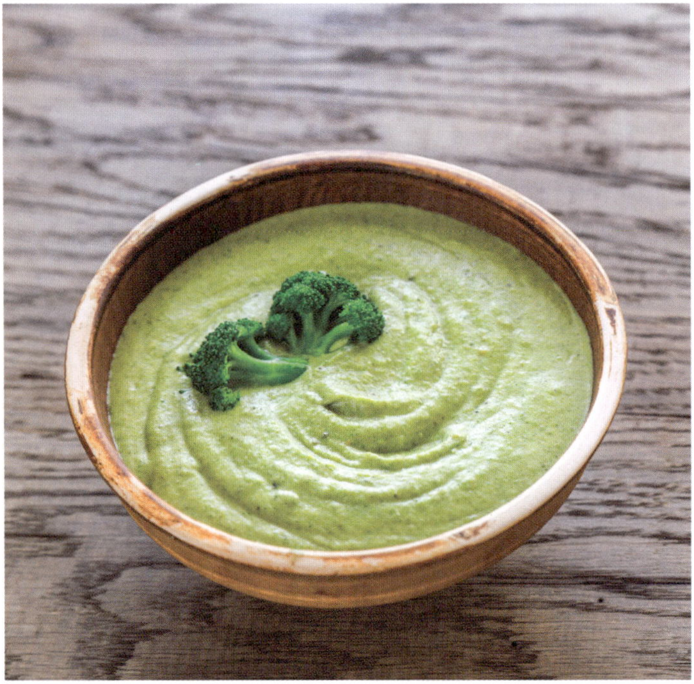

PURÉE DE BROCOLIS AUX NOIX DE CAJOU

Pour 4 personnes

30 minutes

Ingrédients

- **3 têtes de brocolis**
- **1 citron**
- **100 g de noix de cajou**
- **1 gousse d'ail écrasée**
- **4 c à soupe d'huile d'olive**
- **Sel, poivre**

ÉTAPES

1. La veille, mettez les noix de cajou à tremper dans un bol d'eau.
2. Lavez et détaillez le brocoli en fleurettes.
3. Faites-les cuire à la vapeur 25 minutes environ.
4. Rincez les cajous et mixez-les avec un peu d'eau jusqu'à l'obtention d'une crème.
5. Mixez au blender le brocoli cuit l'huile d'olive, la gousse d'ail, le citron pressé et la crème de cajou.
6. Assaisonnez et servez aussitôt !

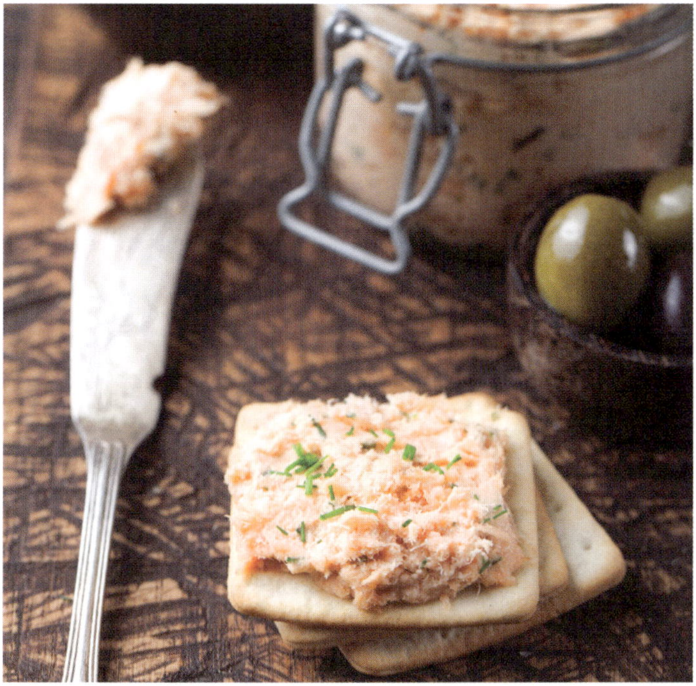

RILLETTES DE SARDINES À LA CIBOULETTE

Pour 4 personnes

5 minutes

Ingrédients

- **3 boîtes de sardines à l'huile d'olive**
- **2 c à soupe de crème végétale**
- **1 gousse d'ail écrasée**
- **2 c à soupe d'huile d'olive**
- **2 c à soupe de ciboulette ciselée**

ÉTAPES

1. Dans un bol, écrasez à la fourchette les sardines avec l'huile d'olive, la crème et la gousse d'ail.
2. Ajoutez un peu de ciboulette ciselée et réservez au frais jusqu'au moment du service.
3. Servez accompagné de câpres, par exemple, ou d'olives.

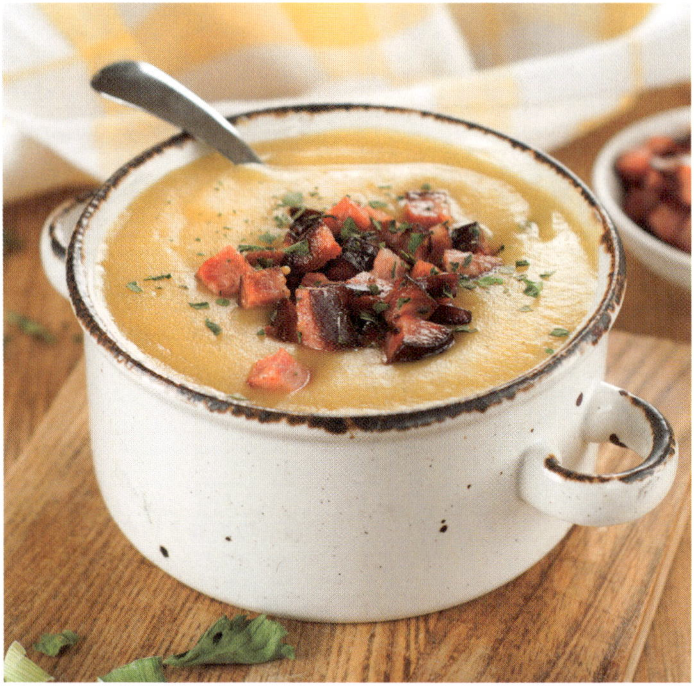

SOUPE DE CHOU-FLEUR, CAROTTES ET CHORIZO

Pour 4 personnes

30 minutes

Ingrédients

- **1 chou-fleur**
- **4 carottes**
- **300 g de chorizo**
- **125 g de parmesan**
- **1 cube de bouillon de volaille**
- **Poivre au moulin**

ÉTAPES

1. Effeuillez et détaillez en fleurettes le chou-fleur.
2. Épluchez et émincez les carottes.
3. Faites cuire les légumes à la vapeur 25 minutes environ.
4. Une fois cuits, mixez-les au blender avec le cube de bouillon.
5. Ajoutez un peu d'eau si nécessaire.
6. Assaisonnez à votre convenance et versez dans des bols.
7. Mixez le chorizo avec le parmesan et répartissez les bols.
8. Variante : vous pouvez aussi découper en dés le chorizo et le poêler avant de le mettre dans les bols.

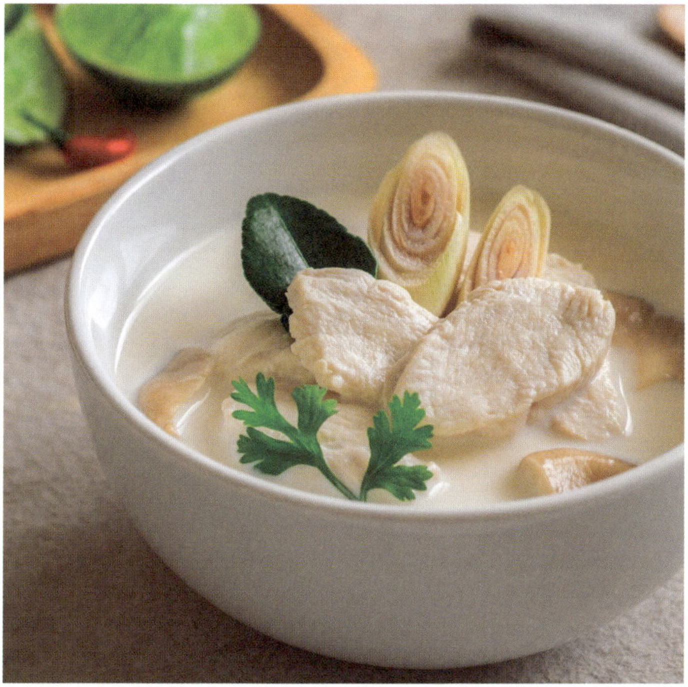

SOUPE DE POULET AU LAIT DE COCO, CHAMPIGNONS, CITRONNELLE ET CORIANDRE

Pour 4 personnes

15 minutes

Ingrédients

- **250 g de blancs de poulet**
- **1 dizaine de champignons de Paris**
- **1 oignon nouveau**
- **2 bâtons de citronnelle**
- **1 cm de gingembre**
- **1 petit piment rouge frais**
- **1 citron vert**
- **300 ml de crème de coco**
- **150 ml de bouillon de légumes**
- **1 bouquet de coriandre**

ÉTAPES

1. Coupez le poulet en fines lanières et émincez finement les champignons et l'oignon.
2. Coupez en deux le piment et ôtez les graines.
3. Fendez les bâtons de citronnelle en 2 dans le sens de la longueur.
4. Épluchez le gingembre et émincez-le finement.
5. Dans un faitout, versez la moitié de la crème avec le bouillon.
6. Ajoutez la citronnelle, l'oignon, le gingembre, le piment et les champignons.
7. Portez à ébullition puis ajoutez le poulet et le jus de citron vert.
8. Faites cuire 10 minutes environ à feu doux/moyen.
9. Ajoutez le reste de crème et assaisonnez à votre convenance.
10. Servez avec la coriandre fraîche.

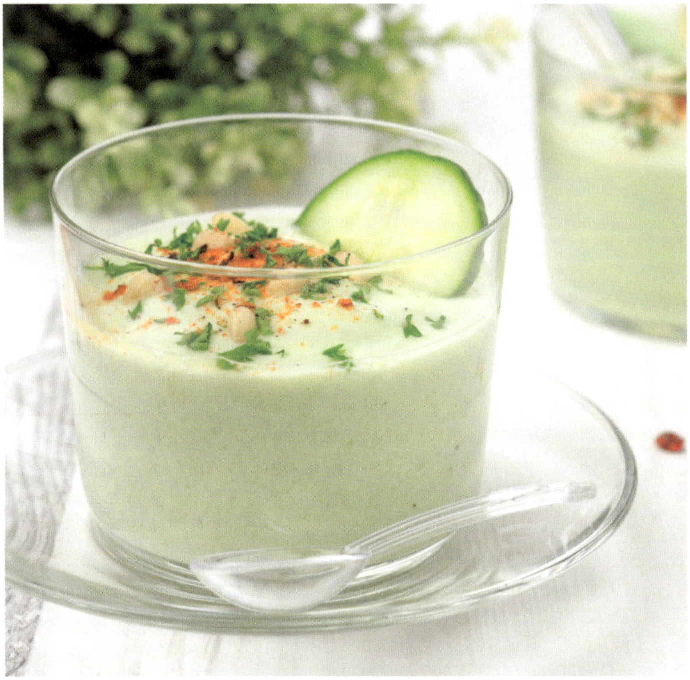

SOUPE FROIDE DE CONCOMBRE AU CITRON

Pour 2 personnes
5 minutes

Ingrédients

- **1 concombre pelé**
- **220 ml d'eau froide**
- **2 g d'agar-agar**
- **10 feuilles de menthe**
- **2 petits-suisses ou crème végétale**
- **1 citron**
- **Sel, poivre**

ÉTAPES

1. Coupez le concombre en gros tronçons, et mixez-le, dans un blender, avec la moitié de l'eau, les petits-suisses, la menthe, le sel et le poivre.
2. Diluez l'agar-agar dans le reste d'eau froide, puis portez le mélange à ébullition au moins 30 secondes.
3. Ajoutez-le ensuite à la préparation au concombre.
4. Mixez encore au moins 30 secondes.
5. Vérifiez l'assaisonnement, ajoutez le citron pressé, puis versez dans des verrines.
6. Réservez au frais au moins 45 minutes avant de déguster.

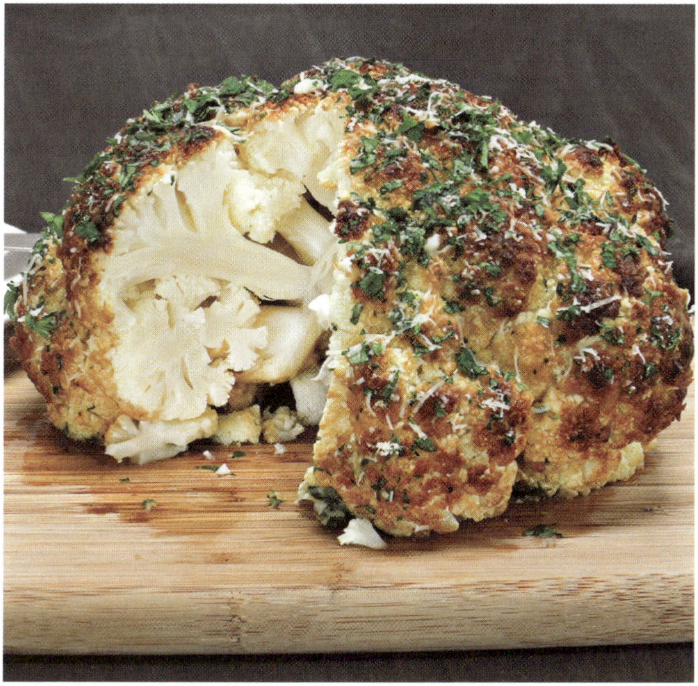

TÊTE DE CHOU-FLEUR RÔTIE AUX ÉPICES

Pour 4 personnes
15 minutes

Ingrédients

- **1 chou-fleur entier**
- **4 c à soupe d'huile de coco**
- **2 c à soupe d'épices Cajun**
- **3 gousses d'ail**
- **Persil**
- **Fleur de sel**
- **Poivre au moulin**

ÉTAPES

1. Préchauffez le four à 200°C.
2. Effeuillez le chou-fleur et coupez sa base de manière qu'il tienne droit.
3. Placez le chou-fleur sur une plaque de cuisson recouverte de papier sulfurisé.
4. Dans un bol, mélangez l'huile fondue, les épices, l'ail haché, le persil ciselé. Assaisonnez.
5. Badigeonnez le chou-fleur avec la préparation et emballez-le entièrement avec du papier cuisson.
6. Enfournez environ 1 heure ou jusqu'à ce que le chou-fleur soit tendre.
7. Servez aussitôt !

PROGRAMME FITNESS 15 JOURS

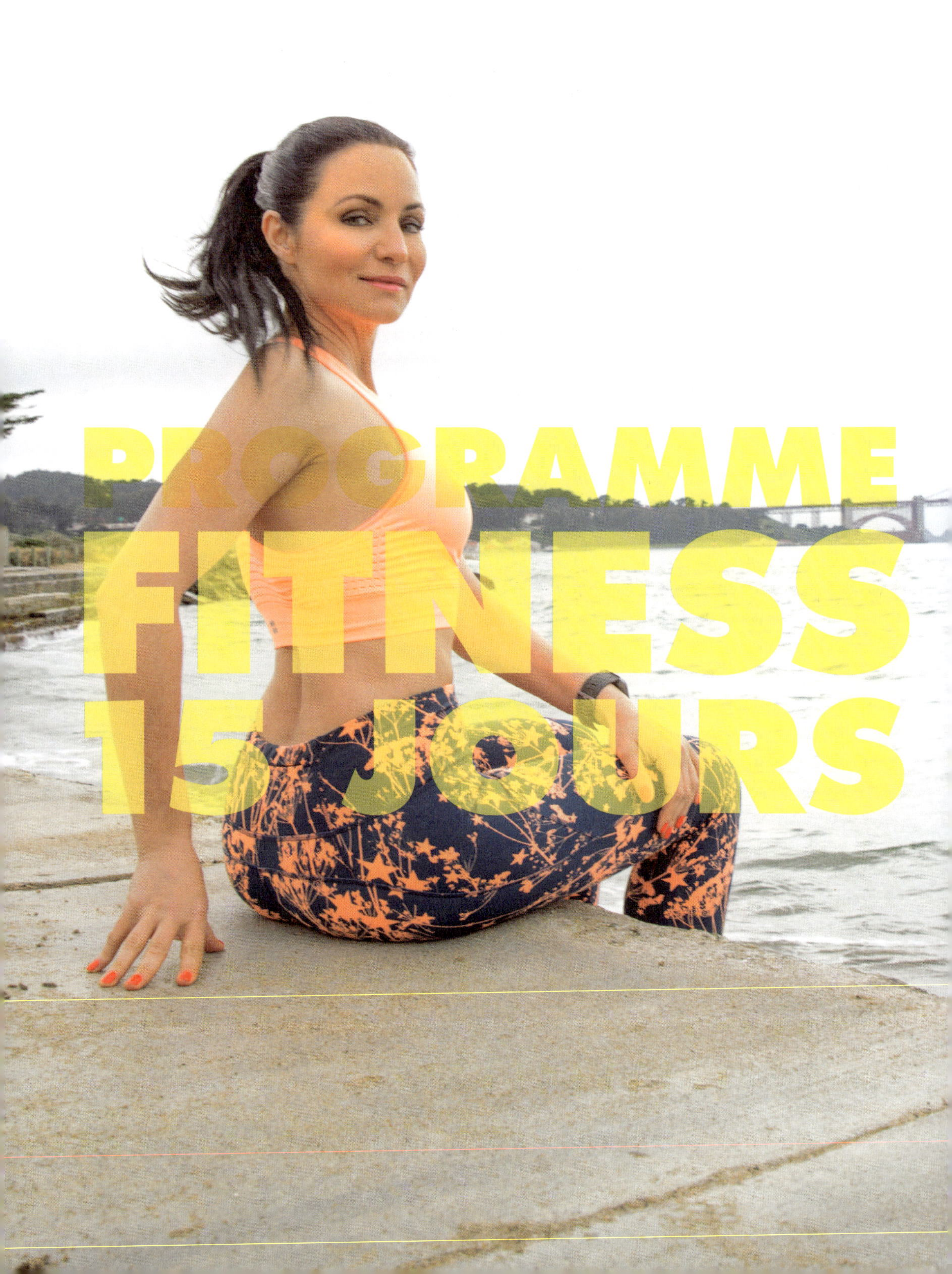

FITNESS INTENSE

Pour obtenir des résultats super rapidement, je vous ai concocté des exercices composites qui engagent tous plusieurs groupes musculaires. Vous devriez découvrir des exercices que vous n'avez jamais vus !

Chaque jour, vous allez faire 20 minutes de ces exercices en suivant les fiches quotidiennes. Chaque exercice devra être fait pendant 1 minute sans pause. Entre deux exercices, vous avez le droit à 30 secondes de repos actif : on reste debout, on se trémousse sur la musique mais on ne se pose pas comme un loukoum sur son tapis.

Tenez bon ! Les 15 dernières secondes sont souvent les plus dures et c'est là qu'il faut aller puiser dans sa motivation la plus profonde, sa niaque la plus cachée, son envie d'un corps de rêve !

Utilisez la playlist que j'ai mise à votre disposition dans le groupe secret Facebook « Bikini Express 2019 » : bit.ly/FB-BikiniExpress. Utilisez le code BE20207646. Vous pouvez la faire démarrer où vous le souhaitez car chaque morceau contient des segments de 1 minute suivi chacun de 30 secondes de repos.

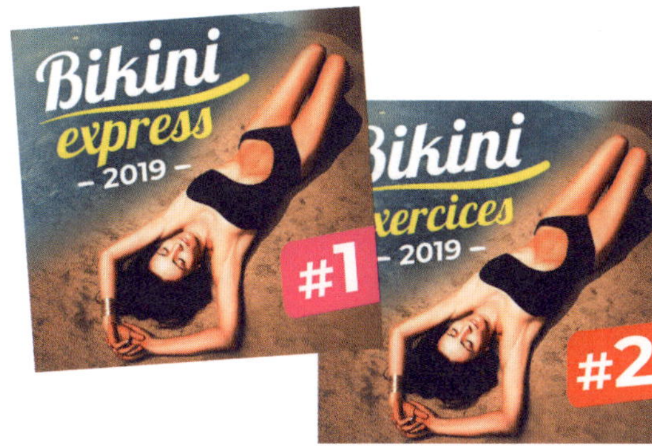

Dès que vous entendez le mot « work », c'est le signal que la minute commence, « rest » indique le repos des 30 secondes.
Vous n'êtes pas obligée de suivre mon programme musical et n'importe quelle autre musique fera l'affaire du moment que vous comptez 1 minute par exercice.
Néanmoins, ma playlist est spécifiquement faite afin que vous ayez un rythme soutenu lors des répétitions fitness.

Je ne vais pas vous mentir ! Quand on a 15 jours, on se bouge, on se pousse, on bouscule ses habitudes, on se dépasse, on explose ses mauvais prétextes, on réalise que les excuses n'ont jamais transformé un corps.

FITNESS INTENSE

On devient WARRIOR. À la vie, au travail, dans sa tête, à la gym, dans son salon.

On se dit et se répète :

« JE SUIS UNE WARRIOR, JE VAIS Y ARRIVER, JE VAIS ME DÉPASSER. »

Et surtout on réalise que se faire un corps de rêve c'est comme gravir une montagne, personne ne peut le faire à notre place !

Alors le programme va vous paraître intense et je vous arrête tout de suite, on rejette le premier réflexe du type :

« J'AI HORREUR DE ME BOUGER. »

« BON BEN MOI, JE ME LÈVE À 5 HEURES, ALORS JE NE PEUX RIEN FAIRE. »

« J'AI 5 ENFANTS, 3 BELLES-MÈRES ET 2 PERROQUETS, ALORS SI VOUS CROYEZ QUE J'AI LE TEMPS DE FAIRE DU SPORT ! »

« JE BOSSE DE 7 HEURES À MINUIT, ALORS… »

Ces excuses ne tiennent pas la route. Pourquoi ? Parce que si on s'écoutait tous et toutes, on ne ferait rien. On aurait toujours l'impression que pour les autres c'est vraiment plus facile alors qu'il n'en est rien.

Posez-vous, un papier et un crayon à la main, écrivez votre emploi du temps et cherchez où vous pourriez pousser certains éléments de vos journées chargées pour prendre soin de vous. Déléguez certaines tâches. Si vous êtes super maniaque, laissez un peu la maison vivre sa vie pour pouvoir prendre soin de vous. Je ne dis pas que c'est toujours facile mais en s'imposant une solution, on arrive toujours à dégager un peu de temps.

Cela peut être le matin, en se levant un peu plus tôt, entre midi et deux, le soir

en rentrant. Pour certaines personnes, l'employeur offre des cours de gym. Pour d'autres, il autorise de s'absenter pour aller faire du sport.
Bref, on cherche et on trouve.

Si vraiment c'est trop difficile, venez donc sur **LeBootCamp.com** pour qu'ensemble nous réfléchissions ou alors rejoignez nos groupes Facebook pour retrouver une belle communauté très soudée et pleine d'idées et de suggestions.

Le Bootcamp
La meilleure manière de retrouver son poids idéal est une alimentation, saine, naturelle, équilibrée et sans privations !
Apprenez à équilibrer vos menus et à cuisiner des recettes gourmandes grâce au coaching minceur LeBootCamp.

AU PROGRAMME DONC ET POUR CHAQUE JOUR :

1. On dépasse les 12 000 pas ou les 1 h de cardio type vélo, elliptique, etc.

2. On fait une séance de HIIT 20 minutes (n'oubliez pas de venir voir les vidéos dans le groupe secret Facebook « Bikini Express 2019 ») avec mes exercices composites inédits.

3. On fait 10 minutes de stretching.

4. Et on finit avec 5 minutes d'abdos (en suivant mon Programme Ventre Plat en 5 Minutes par Jour par exemple)

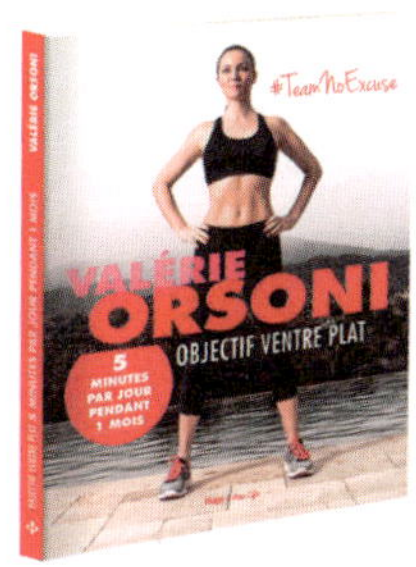

Cela va vous paraître beaucoup. Trop, même. Mais dois-je vous rappeler que nous n'avons que deux semaines pour vous transformer ? Cela n'arrive pas par hasard ; donc pour atteindre cet objectif AMBITIEUX, on fait ce que l'on doit faire.

ET SOUVENEZ-VOUS, CET EFFORT N'EST À SOUTENIR QUE PENDANT 2 SEMAINES !

VOUS POUVEZ LE FAIRE !

FITNESS JOUR 1

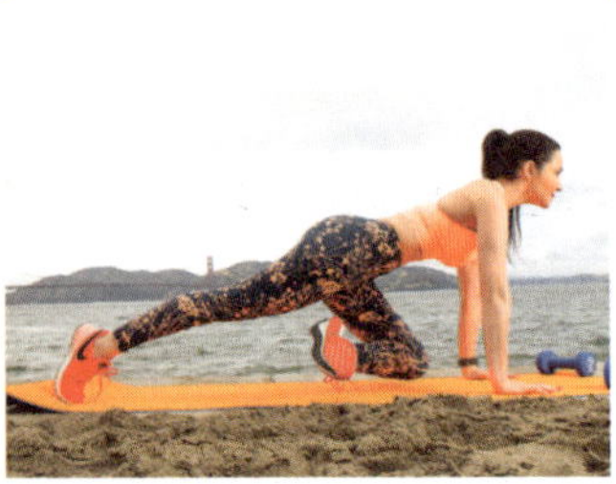

1 I PLANK TO PIGEON

Jambe gauche

1 MIN 30 SEC REPOS

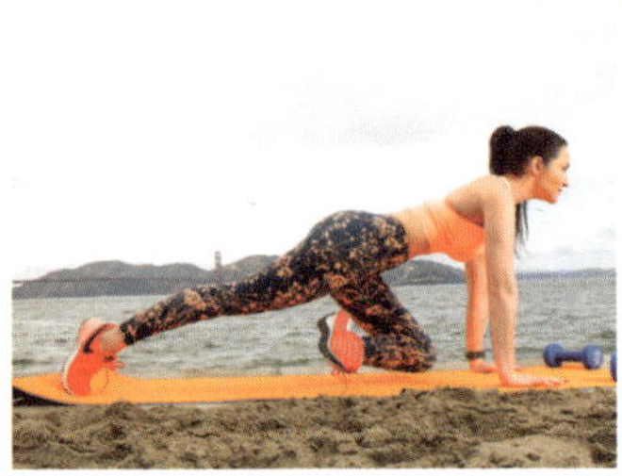

2 I PLANK TO PIGEON

Jambe droite

1 MIN 30 SEC REPOS

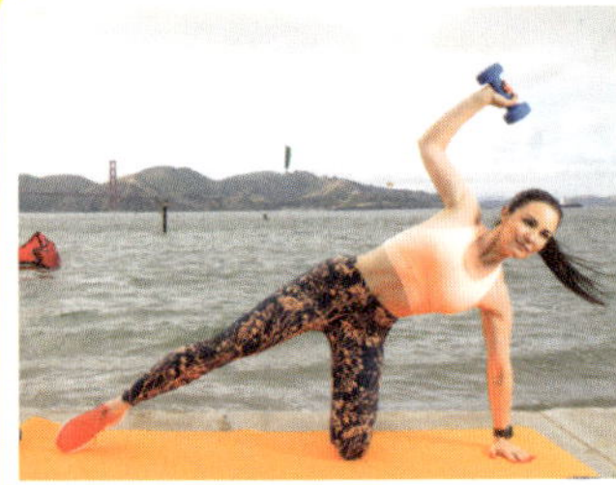

3 I SIDE-LEG + ARM LIFT

Côté gauche

1 MIN 30 SEC REPOS

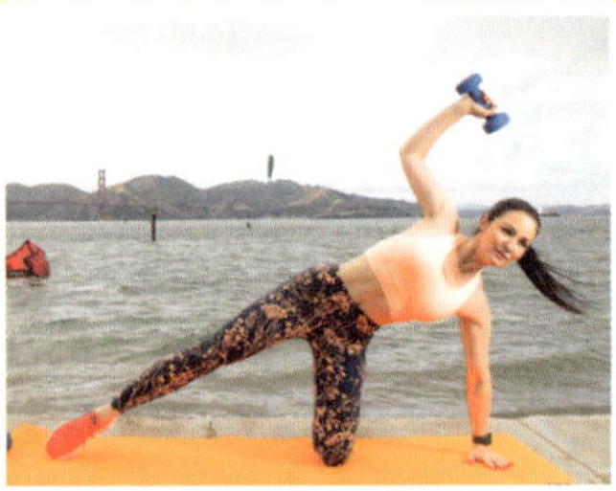

4 I SIDE-LEG + ARM LIFT

Côté droit

1 MIN 30 SEC REPOS

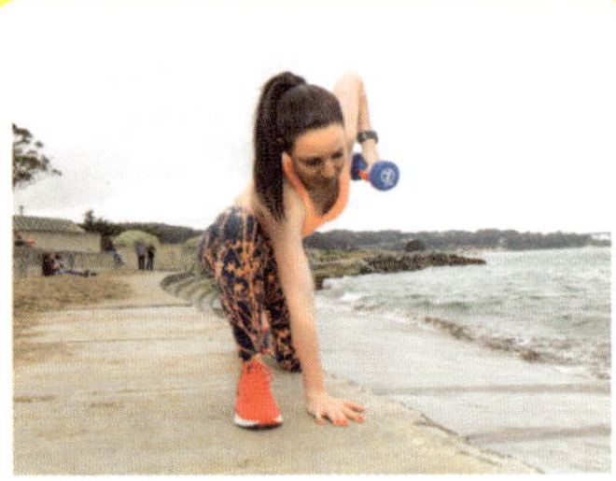

5 I FISHERMAN ROW

Côté gauche

1 MIN 30 SEC REPOS

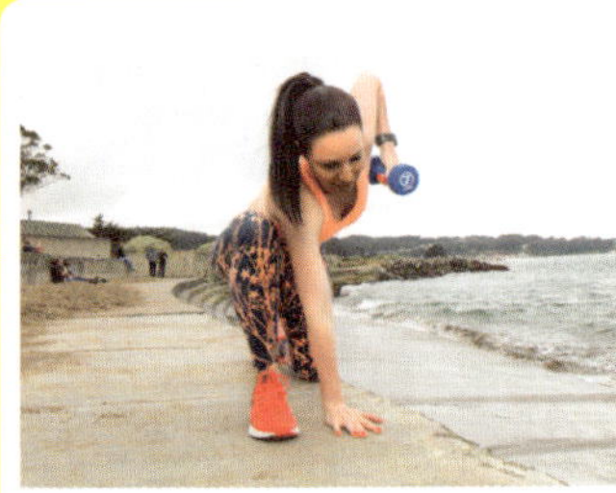

6 I FISHERMAN ROW

Côté droit

1 MIN 30 SEC REPOS

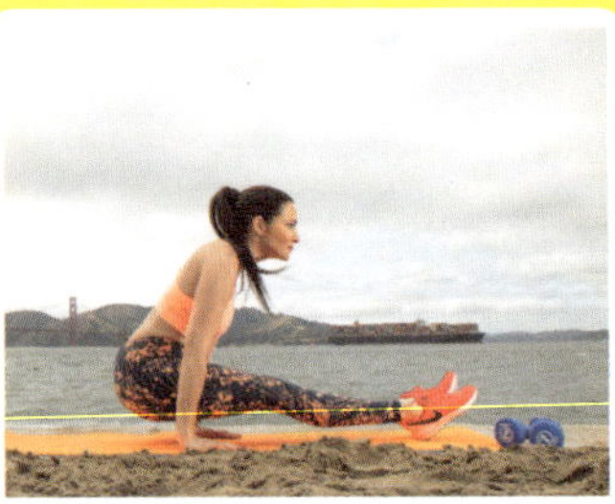

7 I MODIFIED L SIT

1 MIN 30 SEC REPOS

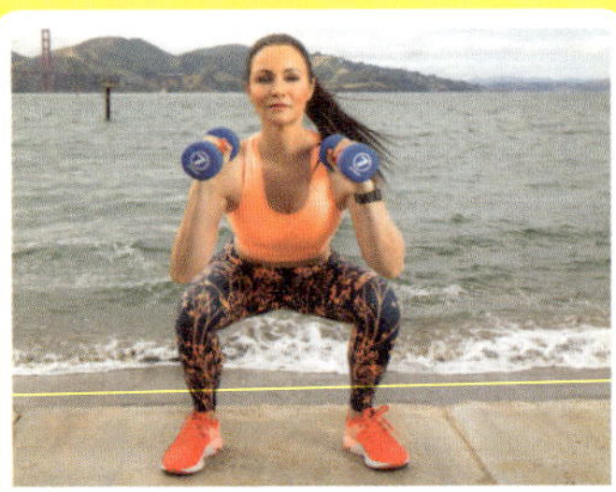

8 I THRUSTER SQUAT

1 MIN 30 SEC REPOS

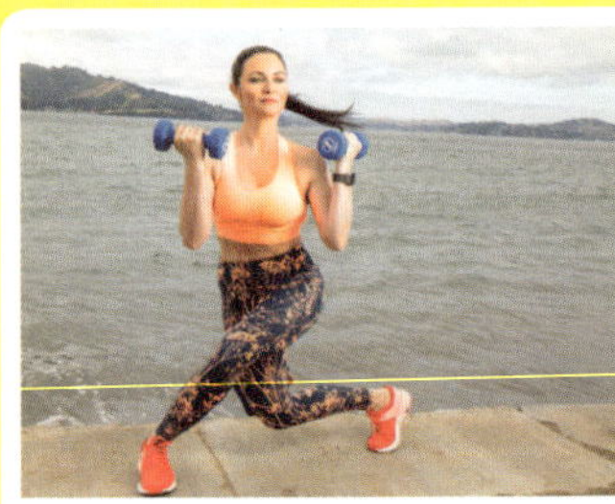

9 I RÉVÉRENCE / POIDS

Jambe droite derrière

1 MIN 30 SEC REPOS

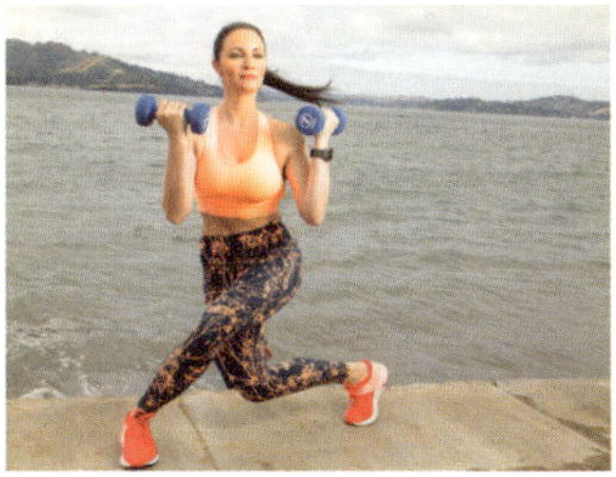

10 | RÉVÉRENCE / POIDS

Jambe gauche derrière

1 MIN 30 SEC REPOS

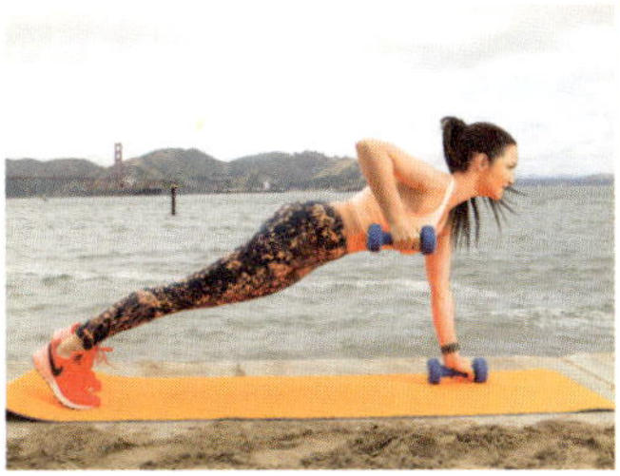

11 | PLANK ROW

Côté gauche

1 MIN 30 SEC REPOS

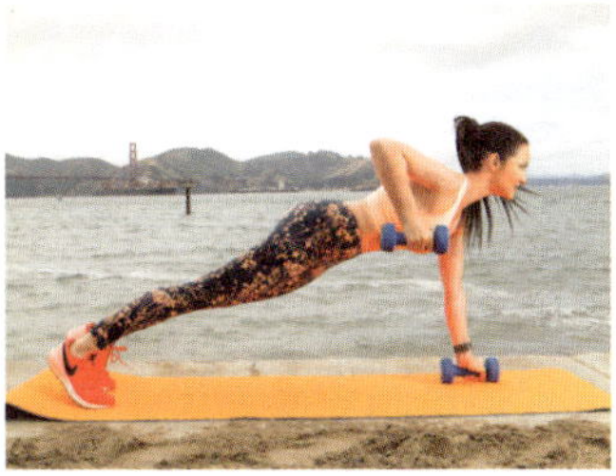

12 | PLANK ROW

Côté droit

1 MIN 30 SEC REPOS

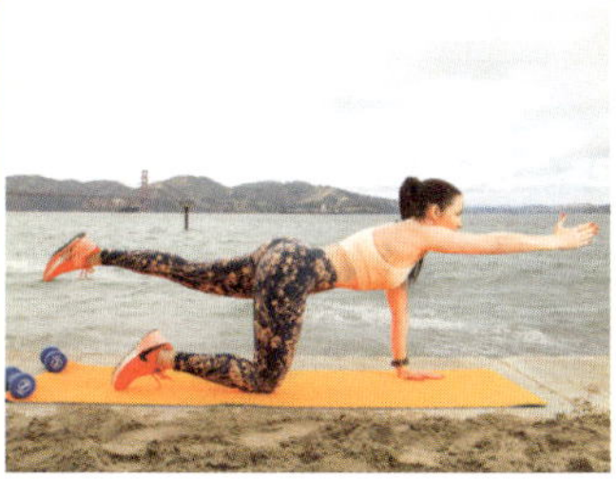

13 | 4 / 2

Jambe gauche/bras droit

1 MIN 30 SEC REPOS

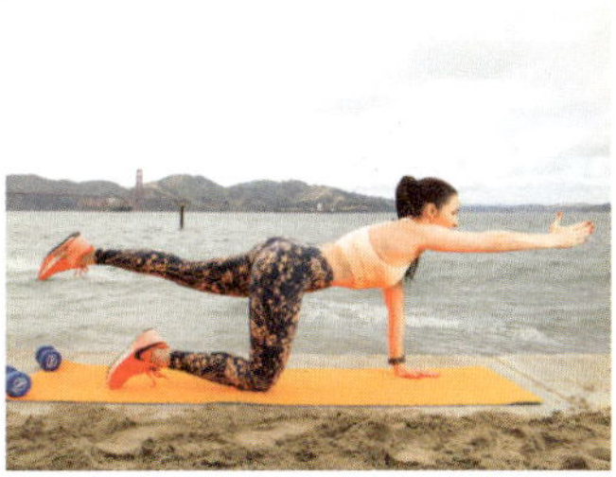

14 | 4 / 2

Jambe droite/bras gauche

1 MIN

MOTIVATION

Tenez bon ! Ce sont les dernières secondes qui font la différence !

FITNESS JOUR 2

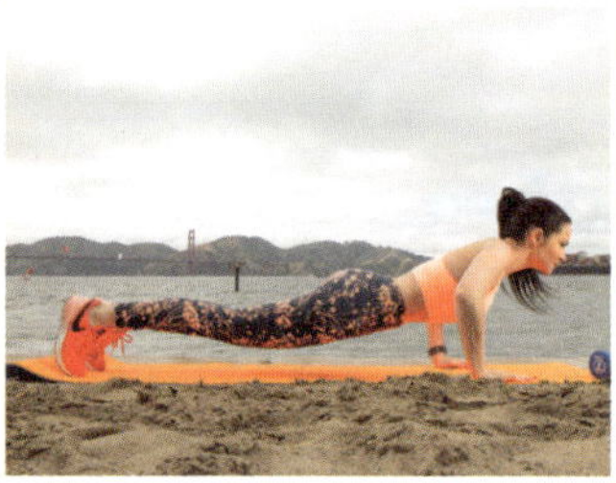

1 | HALF PLANK

1 MIN 30 SEC REPOS

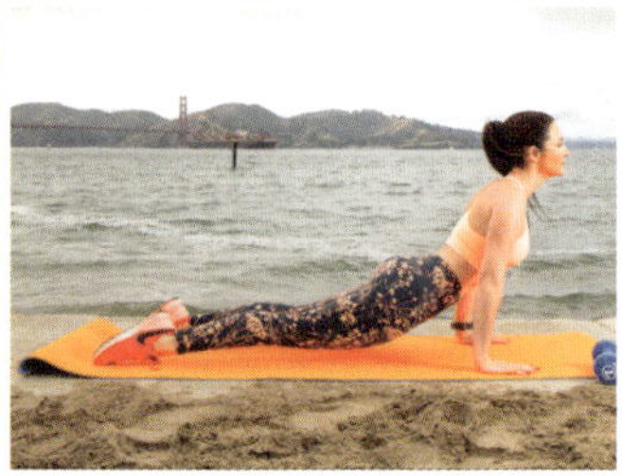

2 | PLANK TO COBRA

1 MIN 30 SEC REPOS

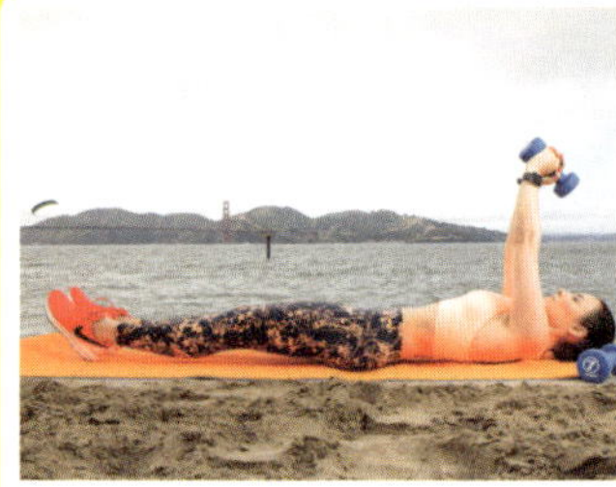

3 | LE MARTEAU COUCHÉ

1 MIN 30 SEC REPOS

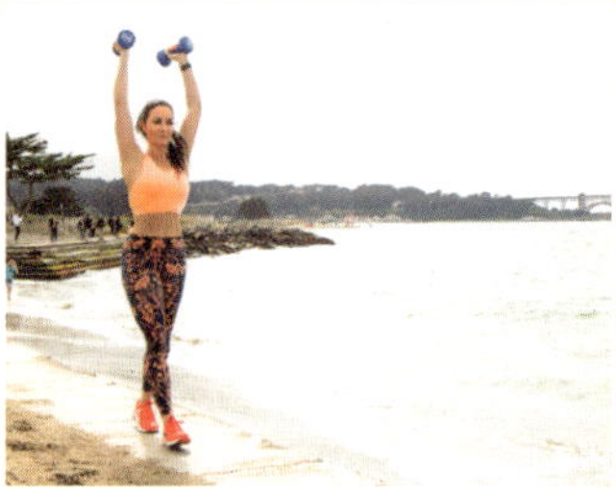

4 | WAITER'S WALK

1 MIN 30 SEC REPOS

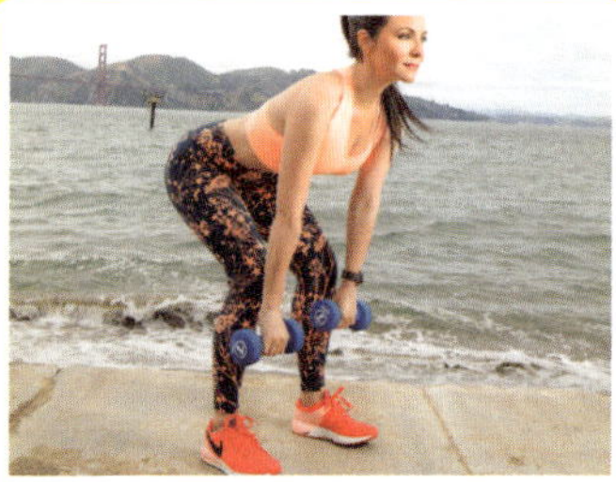

5 | DEADLIFTS

1 MIN 30 SEC REPOS

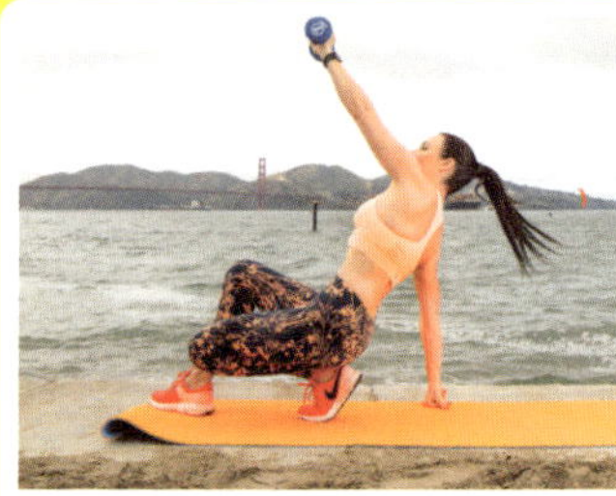

6 | CORSICAN STAND-UP

Bras droit

1 MIN 30 SEC REPOS

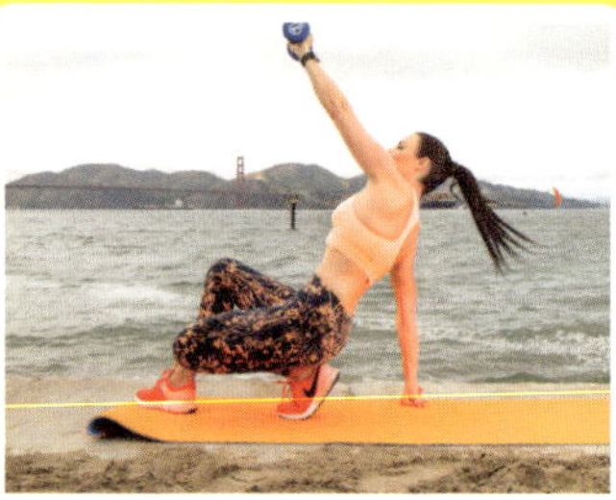

7 | CORSICAN STAND-UP

Bras gauche

1 MIN 30 SEC REPOS

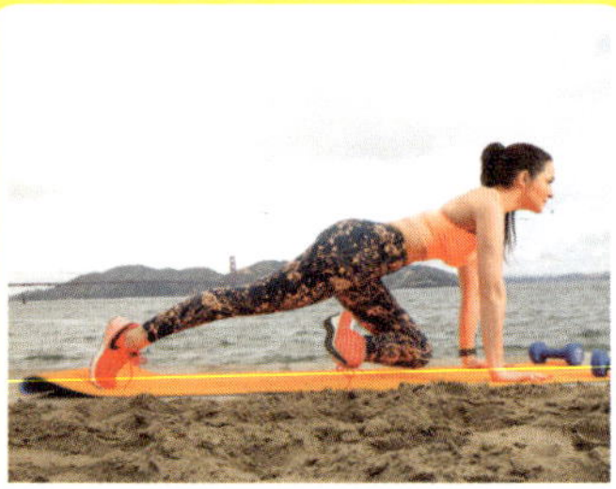

8 | PLANK TO PIGEON

Jambe droite

1 MIN 30 SEC REPOS

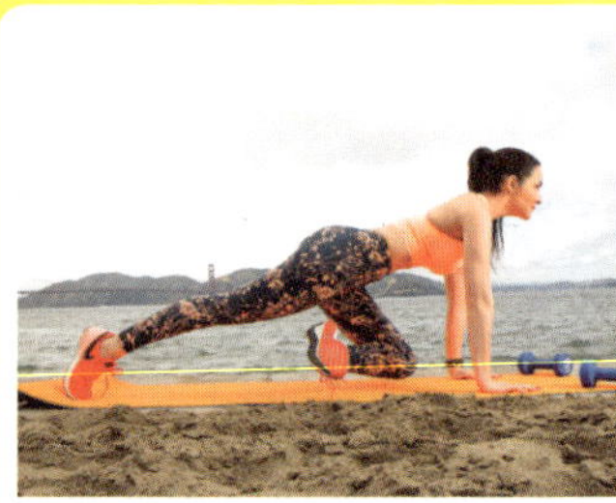

9 | PLANK TO PIGEON

Jambe gauche

1 MIN 30 SEC REPOS

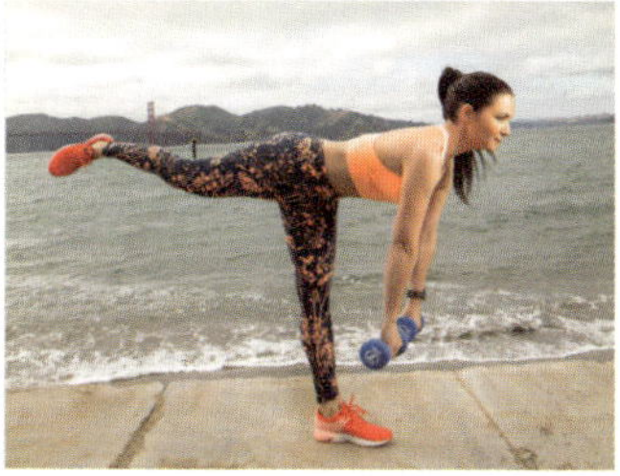

10 | ONE LEGGED DEADLIFT

Jambe droite

1 MIN 30 SEC REPOS

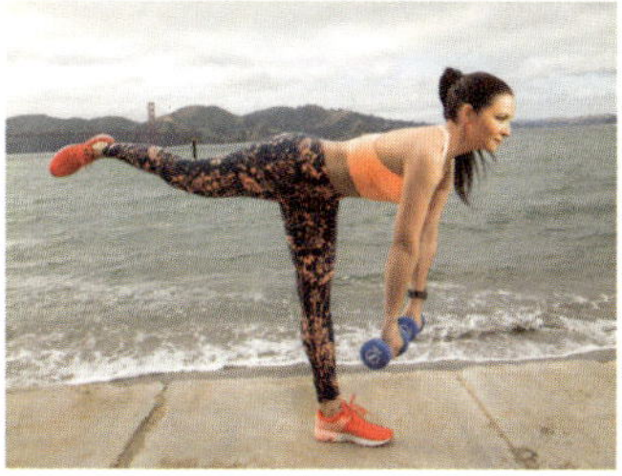

11 | ONE LEGGED DEADLIFT

Jambe gauche

1 MIN 30 SEC REPOS

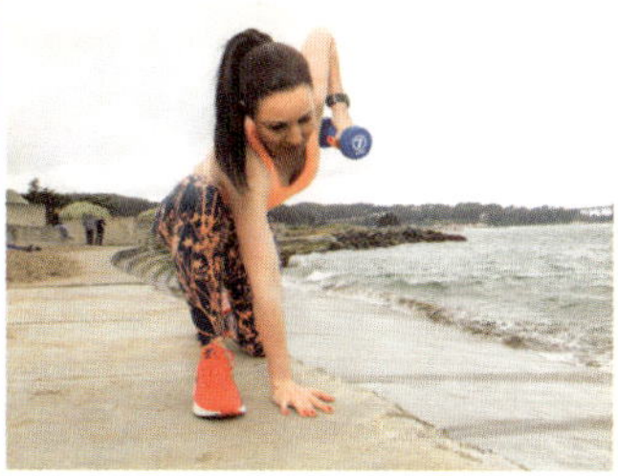

12 | FISHERMAN ROW

Bras droit

1 MIN 30 SEC REPOS

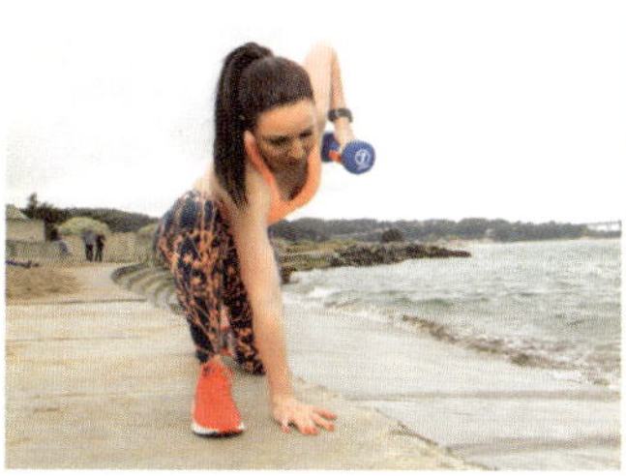

13 | FISHERMAN ROW

Bras gauche

1 MIN 30 SEC REPOS

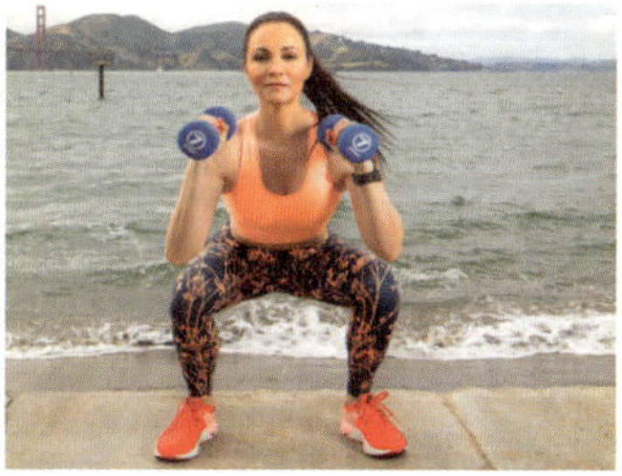

14 | THRUSTER SQUAT

1 MIN

MOTIVATION

Ne faites pas de grimaces quand l'exercice devient difficile ! On veut être tonique et canon, pas ridée !

FITNESS JOUR 3

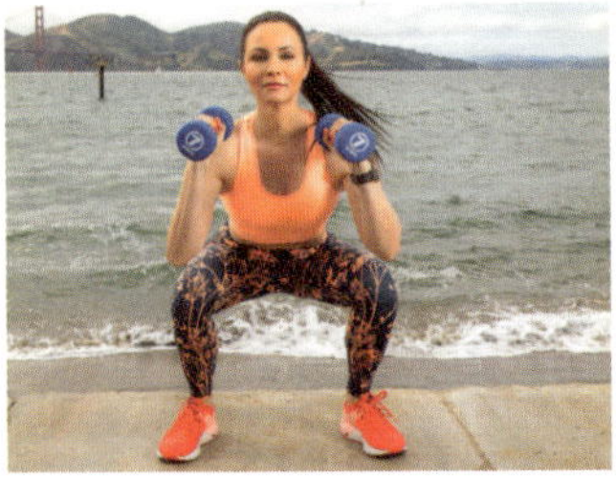

1 | THRUSTER SQUAT

1 MIN 30 SEC REPOS

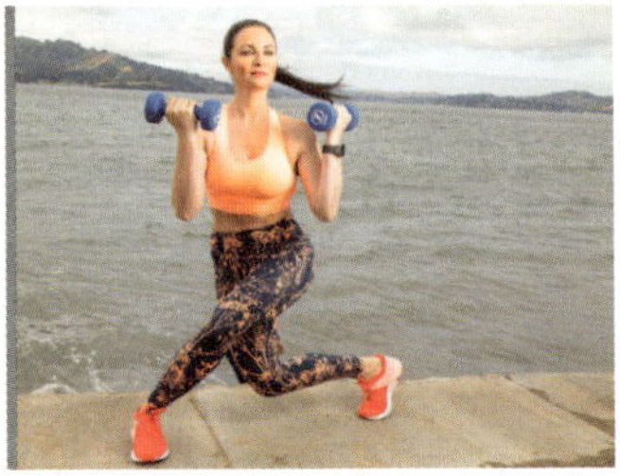

2 | RÉVÉRENCE / POIDS

Jambe droite derrière

1 MIN 30 SEC REPOS

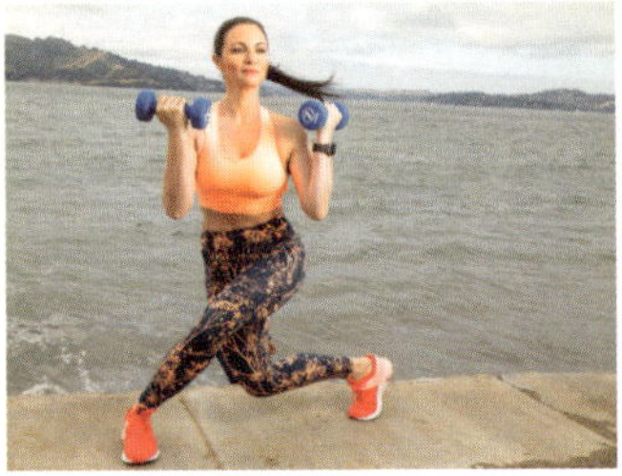

3 | RÉVÉRENCE / POIDS

Jambe gauche derrière

1 MIN 30 SEC REPOS

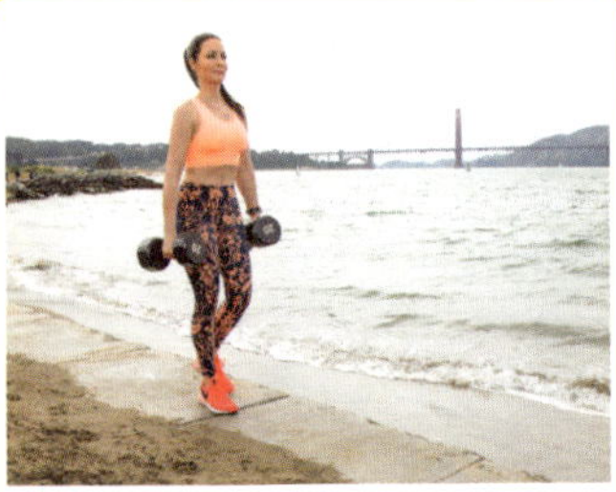

4 | FARMER'S CARRY

1 MIN 30 SEC REPOS

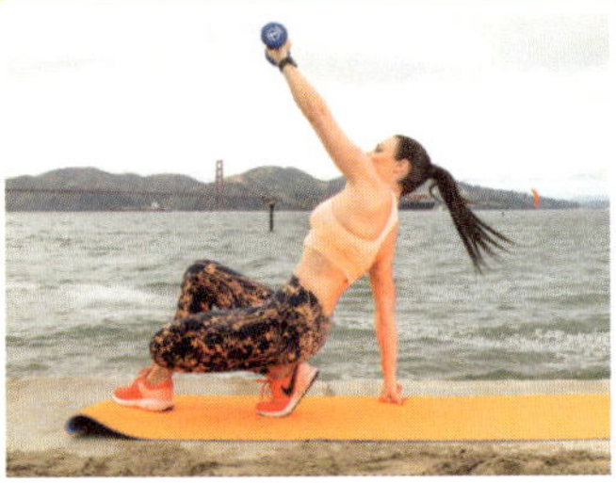

5 | CORSICAN STAND-UP

Bras droit

1 MIN 30 SEC REPOS

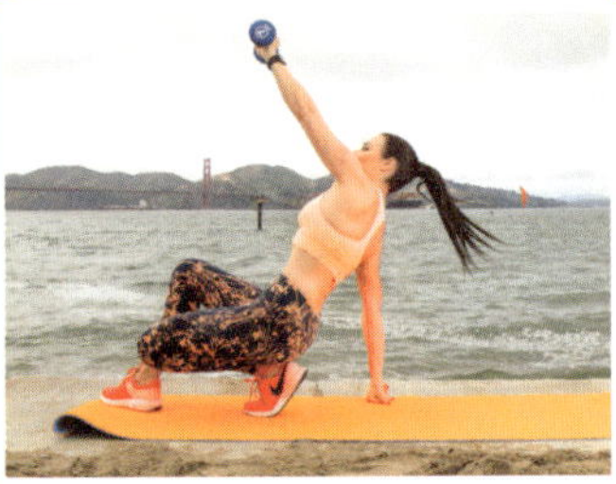

6 | CORSICAN STAND-UP

Bras gauche

1 MIN 30 SEC REPOS

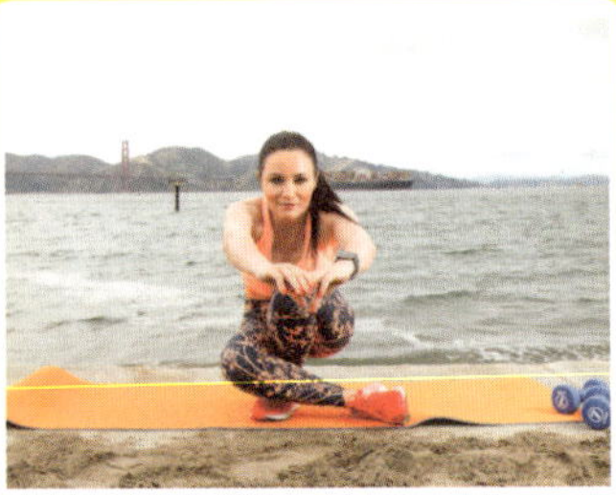

7 | SANS LES MAINS

1 MIN 30 SEC REPOS

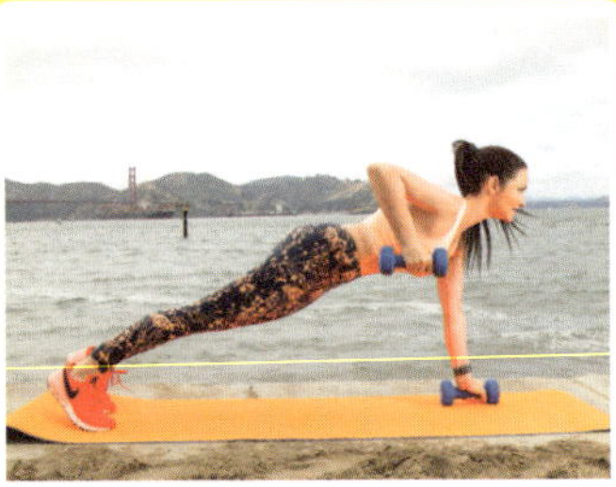

8 | PLANK ROW

Bras droit

1 MIN 30 SEC REPOS

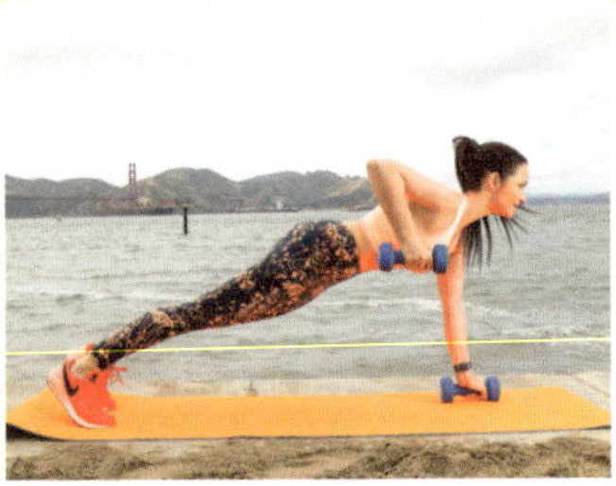

9 | PLANK ROW

Bras gauche

1 MIN 30 SEC REPOS

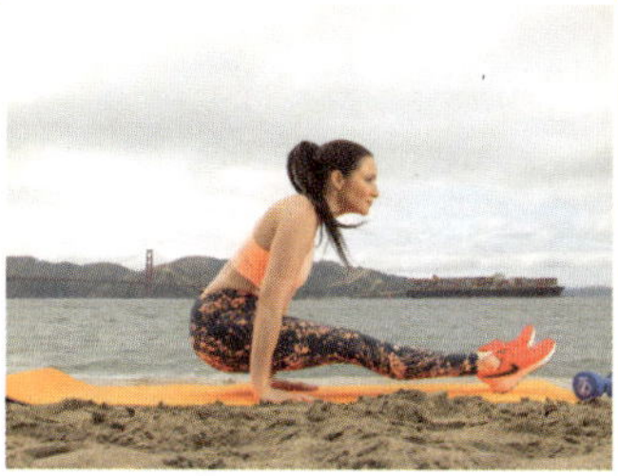

10 | MODIFIED L SIT
1 MIN 30 SEC REPOS

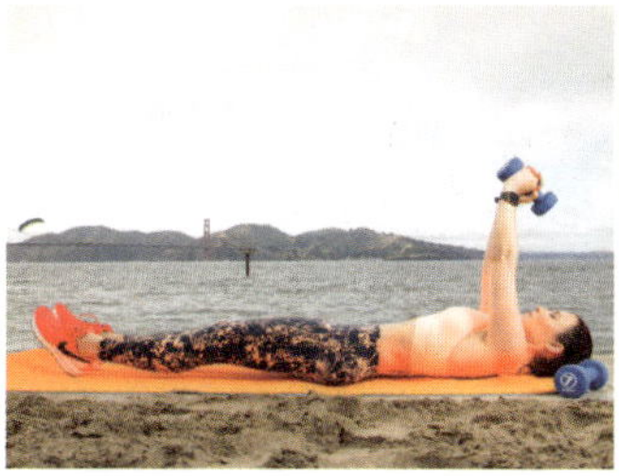

11 | LE MARTEAU COUCHÉ
1 MIN 30 SEC REPOS

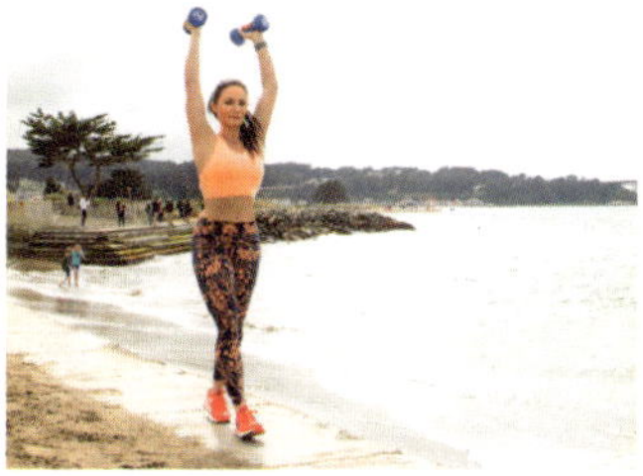

12 | WAITER'S WALK
1 MIN 30 SEC REPOS

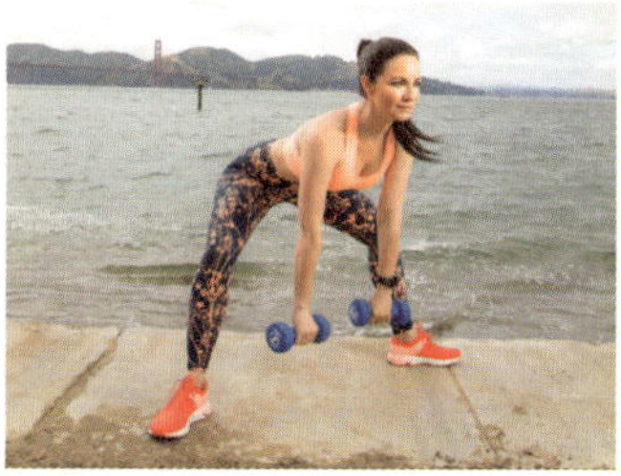

13 | SUMO DEAD LIFT
1 MIN 30 SEC REPOS

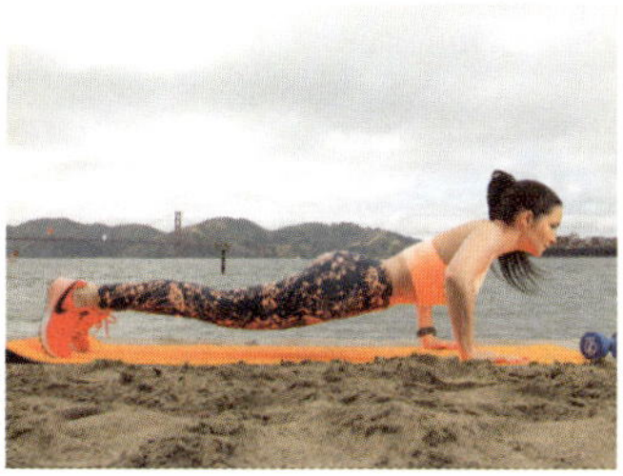

14 | HALF PLANK
1 MIN

MOTIVATION

Quand vous avez envie d'abandonner, souvenez-vous que vous avez démarré le programme, vous êtes une WARRIOR ! Et une warrior n'abandonne jamais, CQFD.

FITNESS JOUR 4

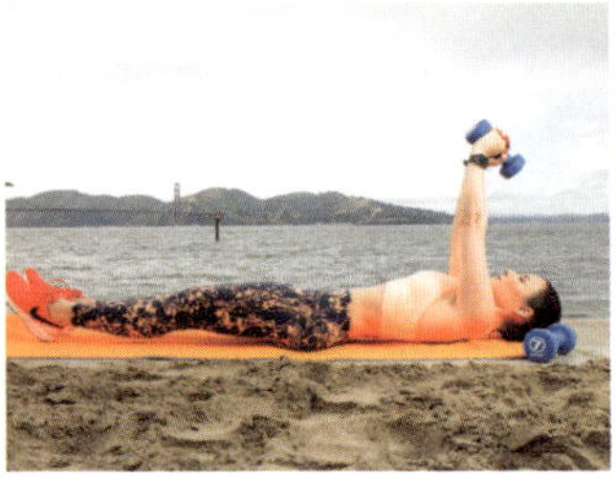

1 | LE MARTEAU COUCHÉ

1 MIN 30 SEC REPOS

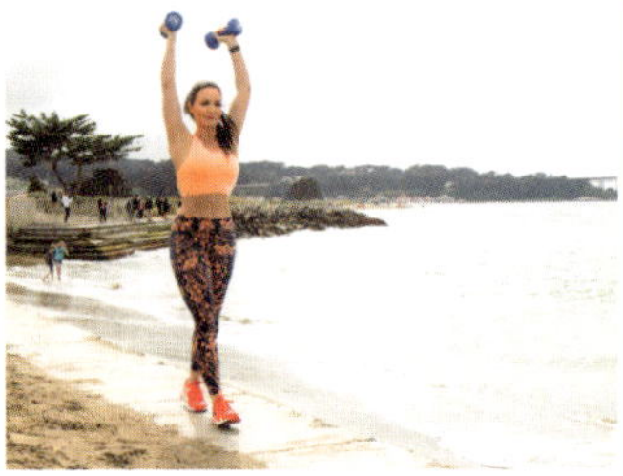

2 | WAITER'S WALK

1 MIN 30 SEC REPOS

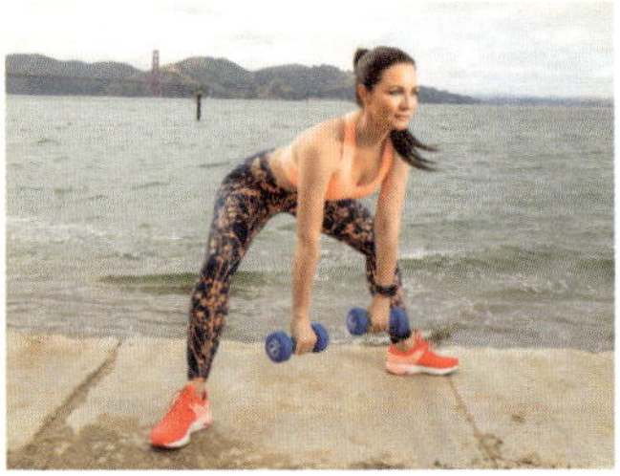

3 | SUMO DEAD LIFT

1 MIN 30 SEC REPOS

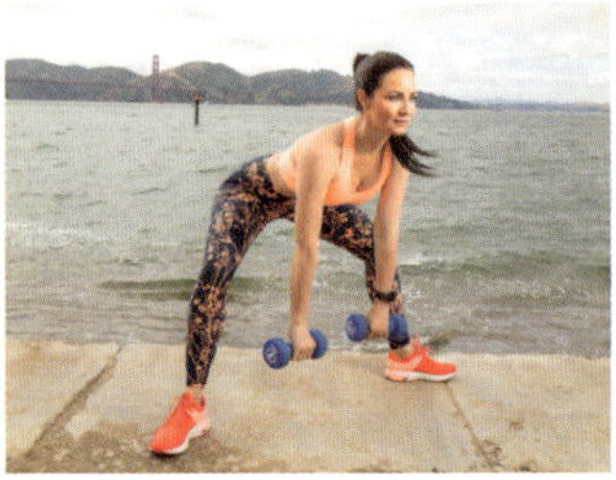

4 | SUMO DEAD LIFT

1 MIN 30 SEC REPOS

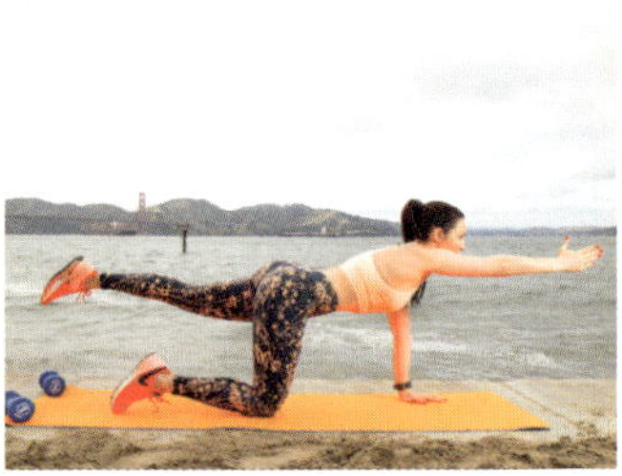

5 | 4/2

Jambe droite/ Bras gauche

1 MIN 30 SEC REPOS

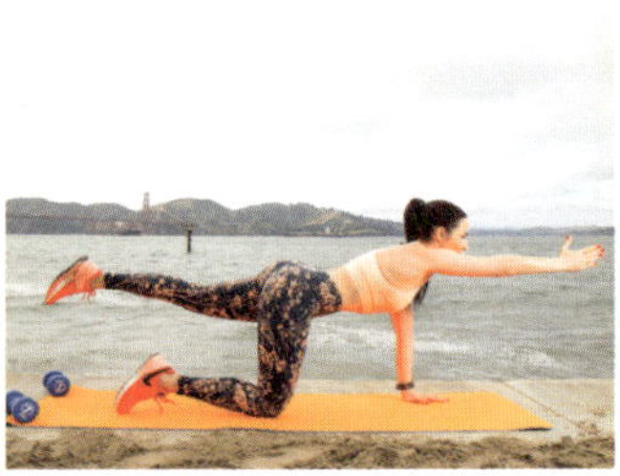

6 | 4/2

Jambe gauche/ Bras droit

1 MIN 30 SEC REPOS

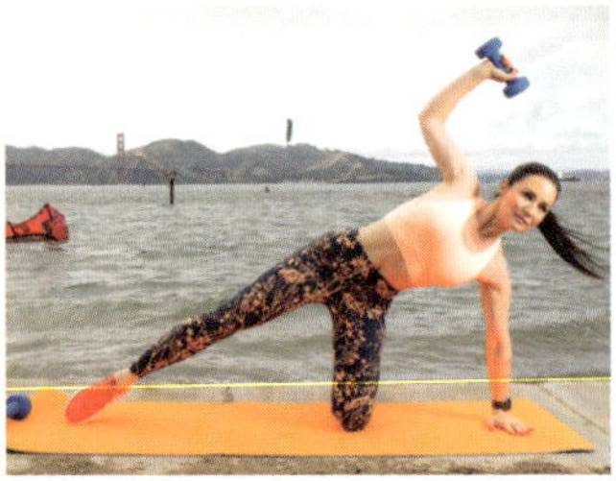

7 | SIDE LEG + ARM LIFT

Côté gauche

1 MIN 30 SEC REPOS

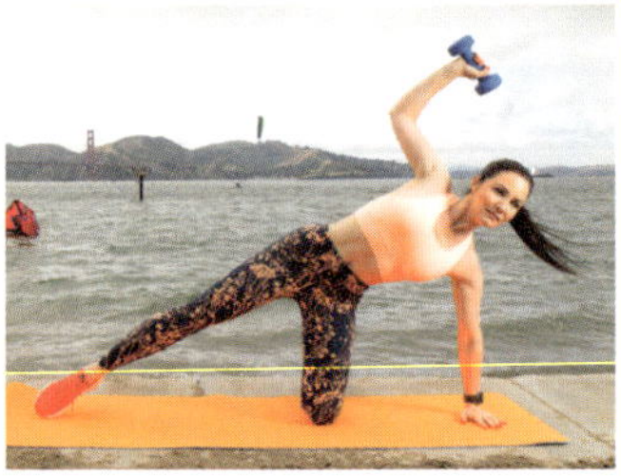

8 | SIDE LEG + ARM LIFT

Côté droit

1 MIN 30 SEC REPOS

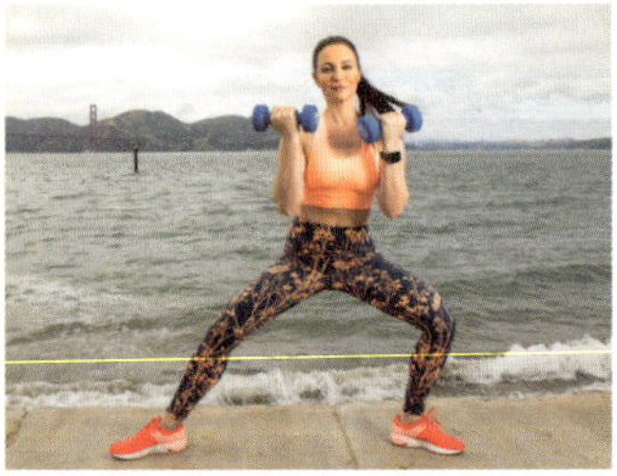

9 | MODIFIED BALLERINA SQUAT

1 MIN 30 SEC REPOS

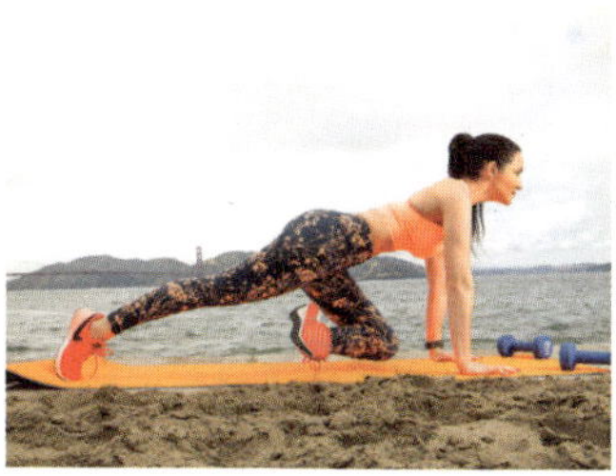

10 | PLANK TO PIGEON

Jambe droite

1 MIN 30 SEC REPOS

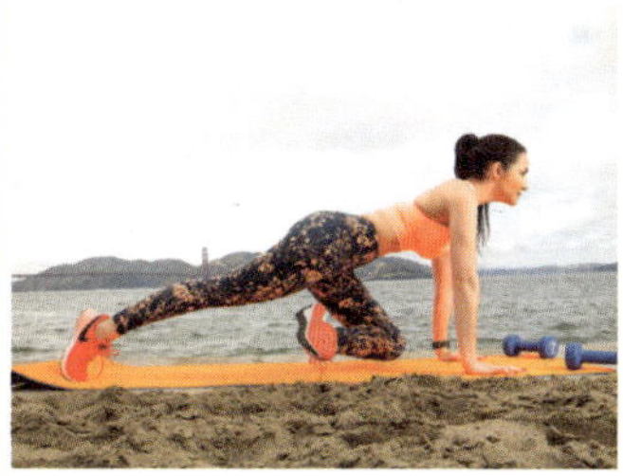

11 | PLANK TO PIGEON

Jambe gauche

1 MIN 30 SEC REPOS

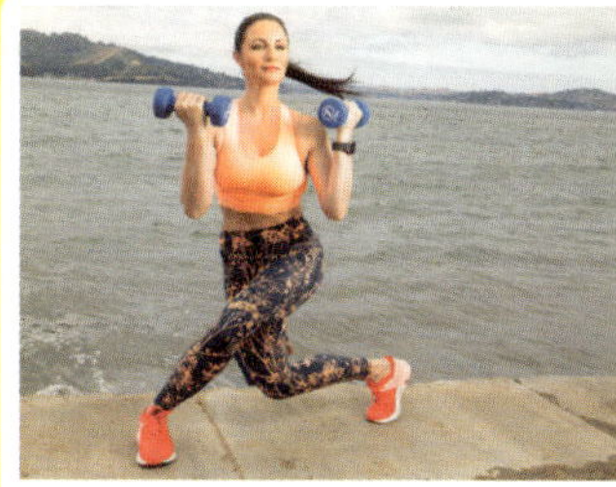

12 | RÉVÉRENCE / POIDS

Jambe droite derrière

1 MIN 30 SEC REPOS

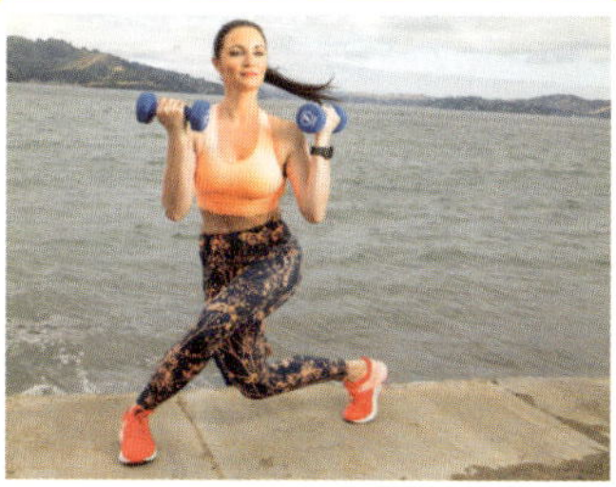

13 | RÉVÉRENCE / POIDS

Jambe gauche derrière

1 MIN 30 SEC REPOS

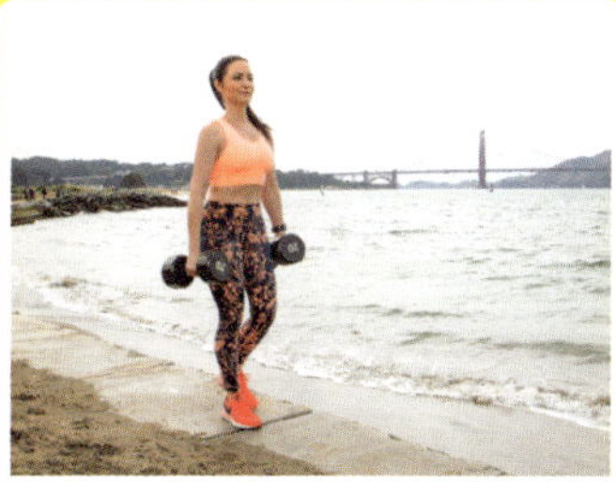

14 | FARMER'S CARRY

1 MIN

MOTIVATION

Regardez les muscles qui travaillent (dans la mesure du possible). Cela augmente le résultat de 7% en plus (la fameuse connexion esprit/corps).

FITNESS JOUR 5

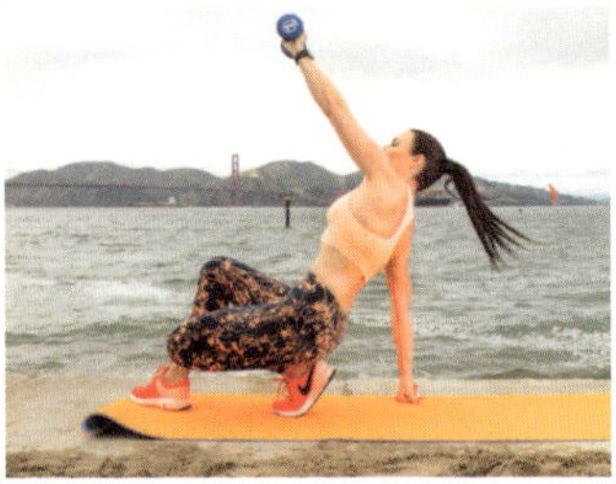

1 | CORSICAN STAND-UP

Bras droit

1 MIN 30 SEC REPOS

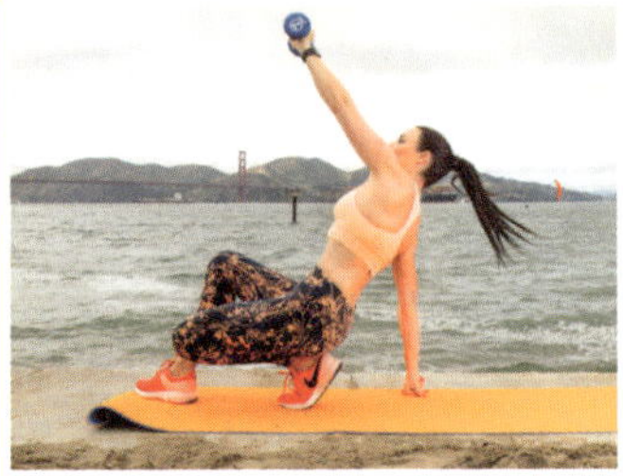

2 | CORSICAN STAND-UP

Bras gauche

1 MIN 30 SEC REPOS

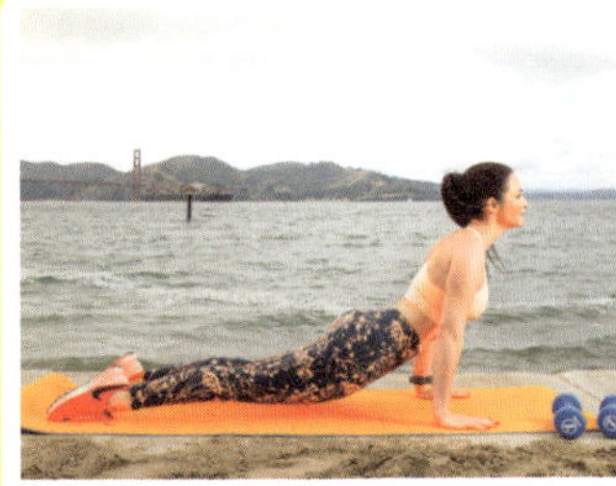

3 | PLANK TO COBRA

1 MIN 30 SEC REPOS

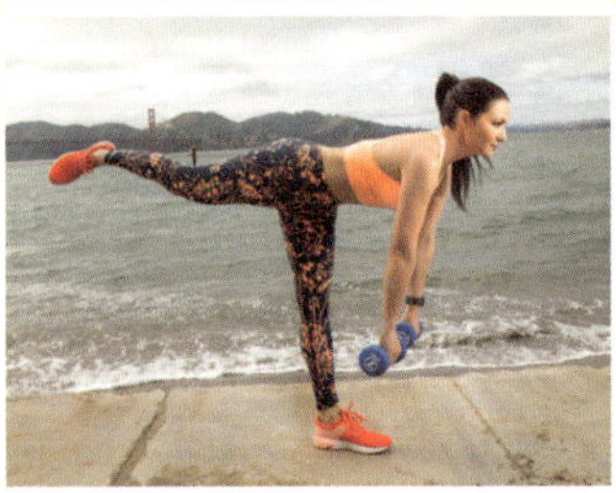

4 | ONE LEGGED DEADLIFT

Jambe gauche

1 MIN 30 SEC REPOS

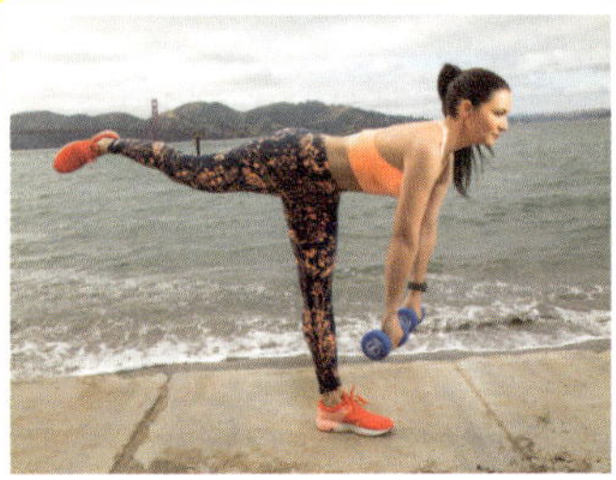

4 | ONE LEGGED DEADLIFT

Jambe droite

1 MIN 30 SEC REPOS

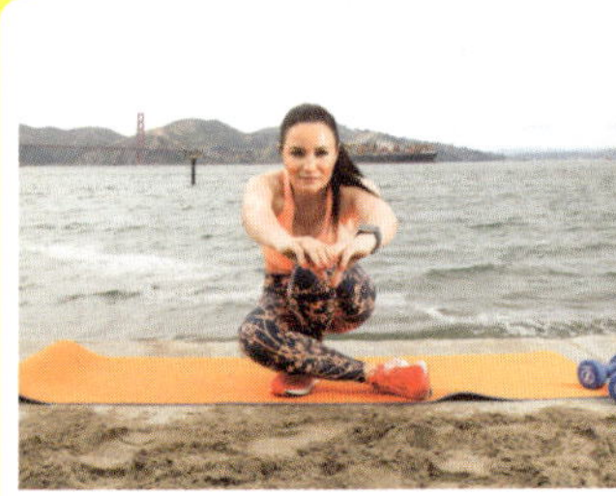

6 | SANS LES MAINS

1 MIN 30 SEC REPOS

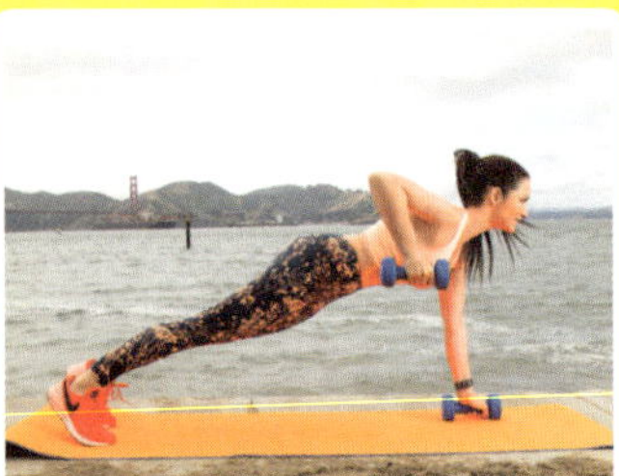

7 | PLANK ROW

Bras droit

1 MIN 30 SEC REPOS

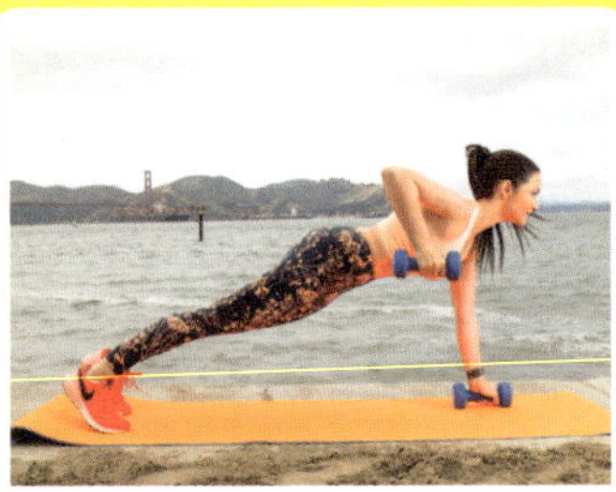

8 | PLANK ROW

Bras gauche

1 MIN 30 SEC REPOS

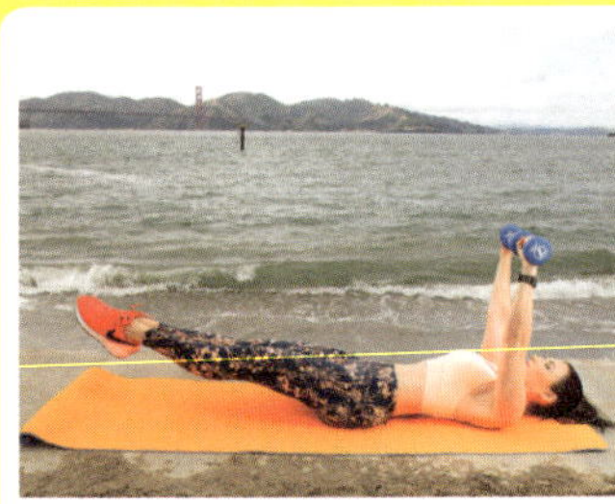

9 | KILLER PRESS

1 MIN 30 SEC REPOS

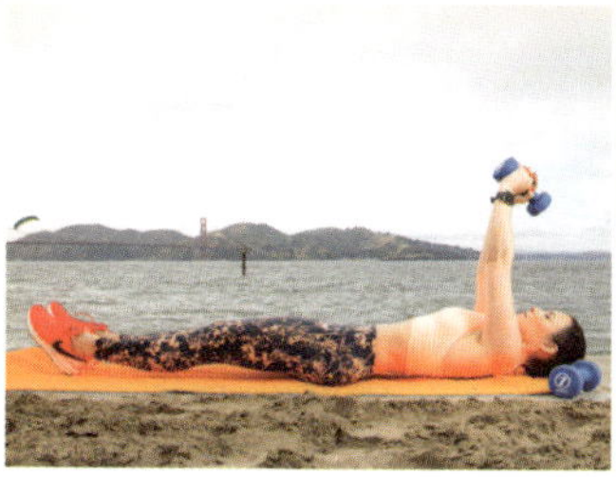

10 I LE MARTEAU COUCHÉ

1 MIN 30 SEC REPOS

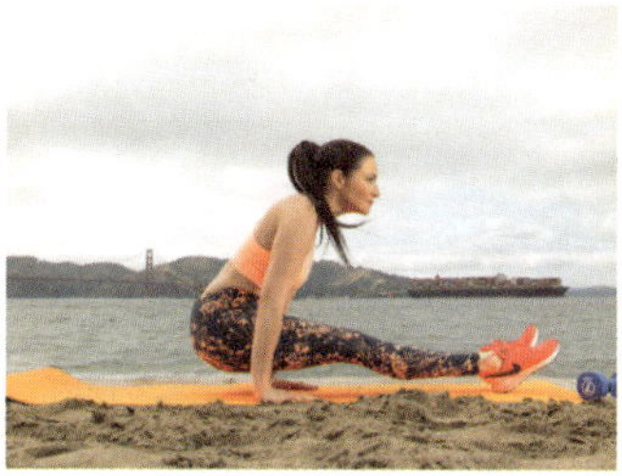

11 I MODIFIED L SIT

1 MIN 30 SEC REPOS

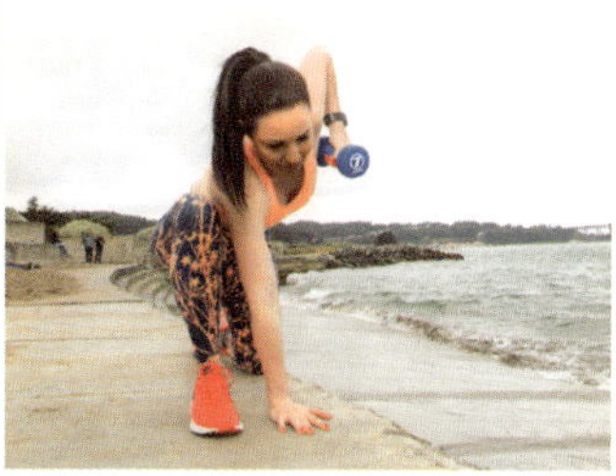

12 I FISHERMAN ROW

Bras gauche

1 MIN 30 SEC REPO

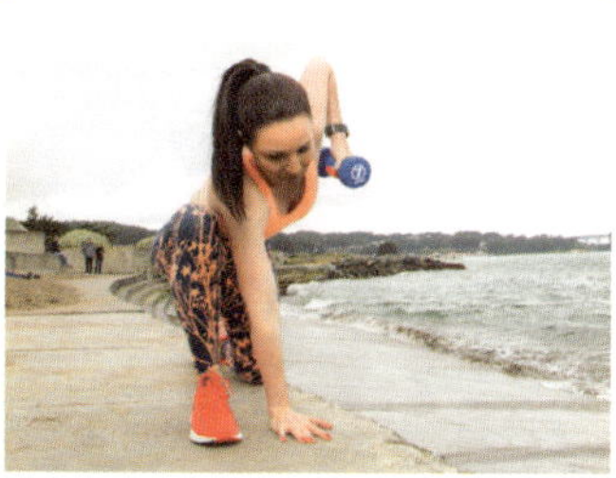

13 I FISHERMAN ROW

Bras droit

1 MIN 30 SEC REPOS

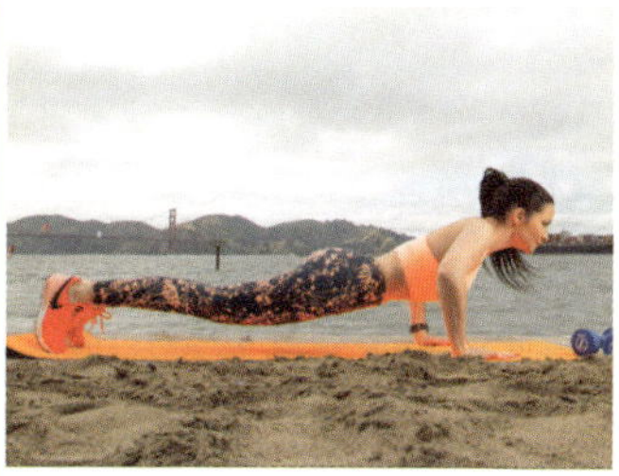

14 I HALF PLANK

1 MIN

MOTIVATION

Tout progrès prend forme en dehors de notre zone de confort.

FITNESS JOUR 6 – LEG DAY

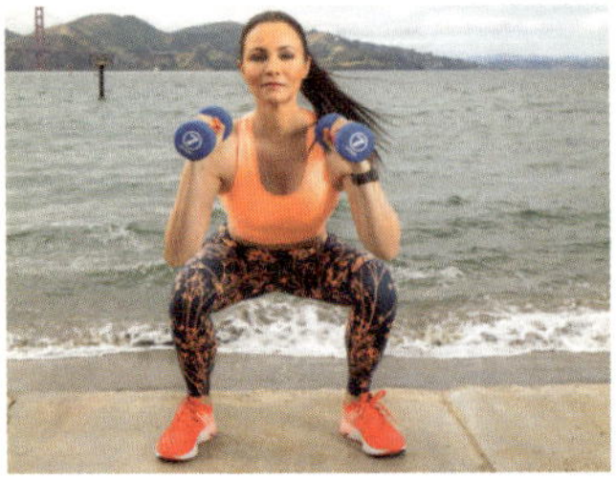

1 | THRUSTER SQUAT
1 MIN 30 SEC REPOS

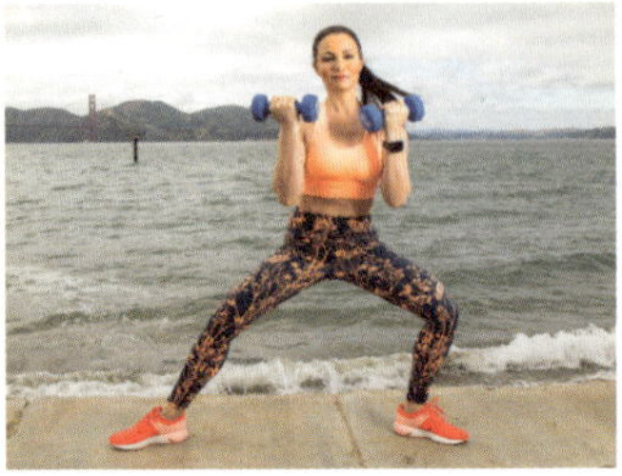

2 | MODIFIED BALLERINA SQUAT
1 MIN 30 SEC REPOS

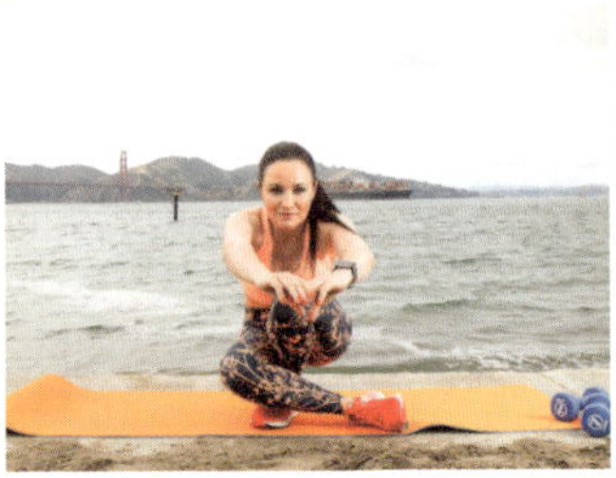

3 | SANS LES MAINS
1 MIN 30 SEC REPOS

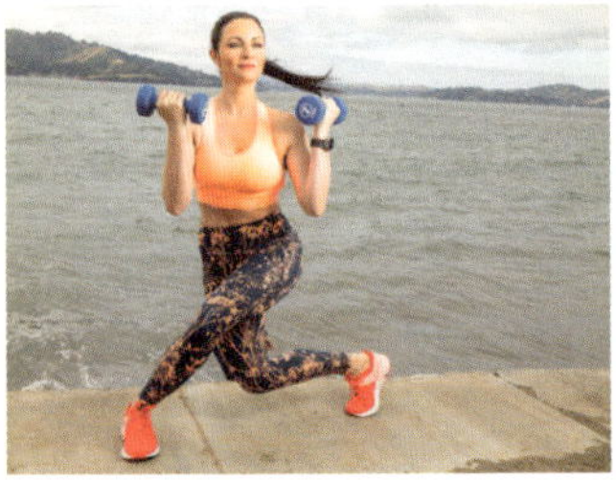

4 | RÉVÉRENCE / POIDS
Jambe droite derrière
1 MIN 30 SEC REPOS

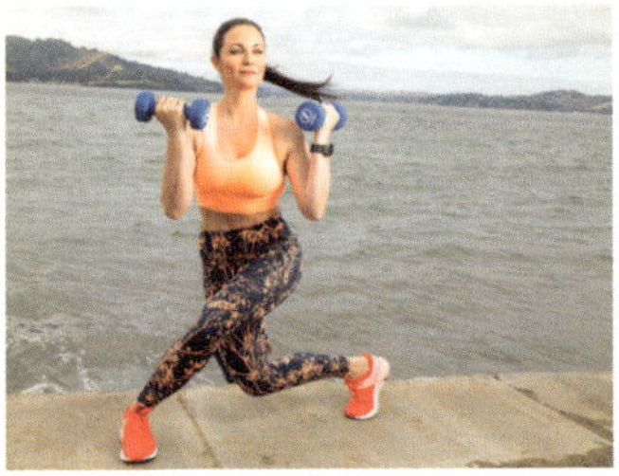

5 | RÉVÉRENCE / POIDS
Jambe gauche derrière
1 MIN 30 SEC REPOS

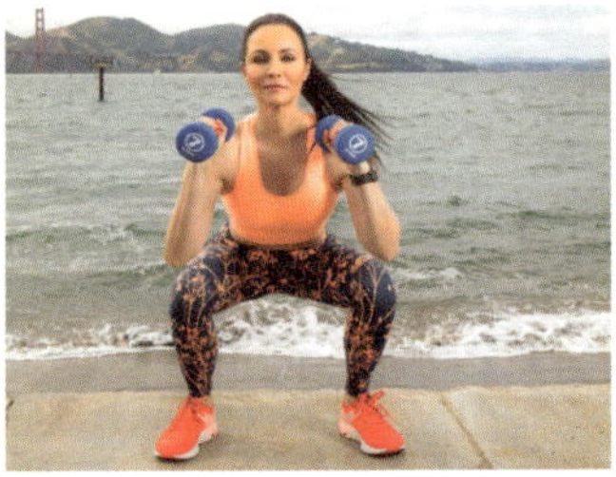

6 | THRUSTER SQUAT
1 MIN 30 SEC REPOS

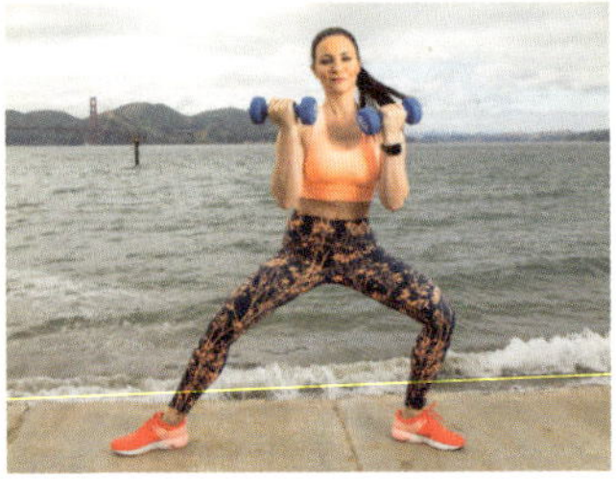

7 | MODIFIED BALLERINA SQUAT
1 MIN 30 SEC REPOS

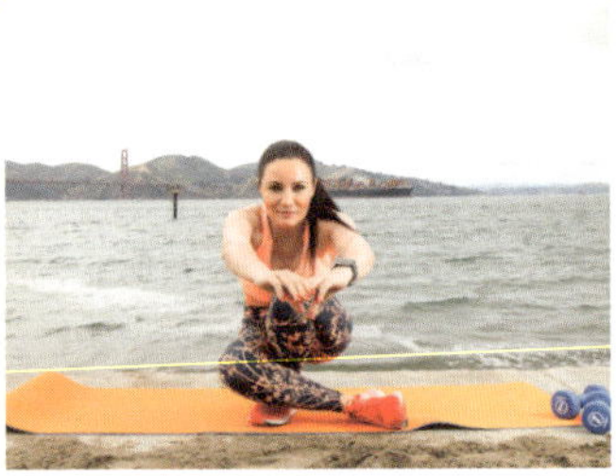

8 | SANS LES MAINS
1 MIN 30 SEC REPOS

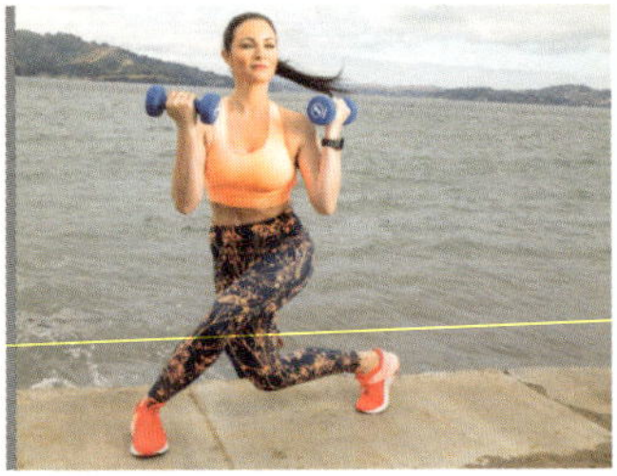

9 | RÉVÉRENCE / POIDS
Jambe droite derrière
1 MIN 30 SEC REPOS

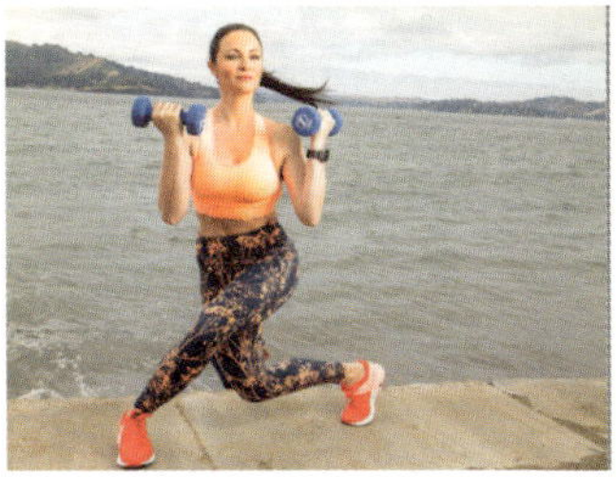

10 | RÉVÉRENCE / POIDS

Jambe gauche derrière

1 MIN 30 SEC REPOS

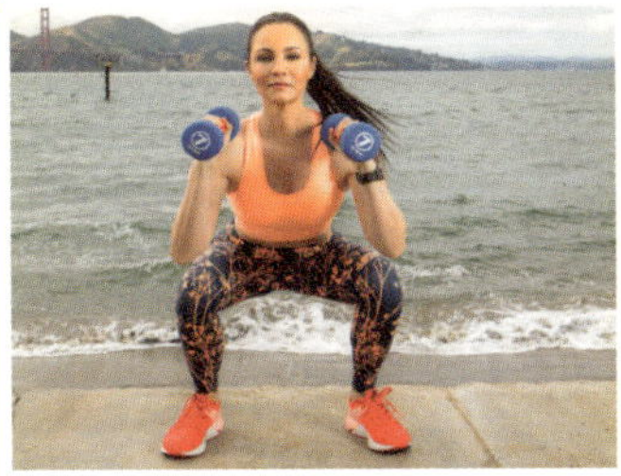

11 | THRUSTER SQUAT

1 MIN 30 SEC REPOS

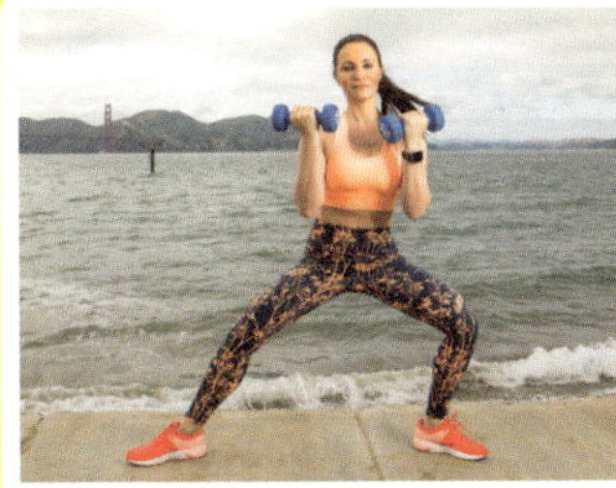

12 | MODIFIED BALLERINA SQUAT

1 MIN 30 SEC REPOS

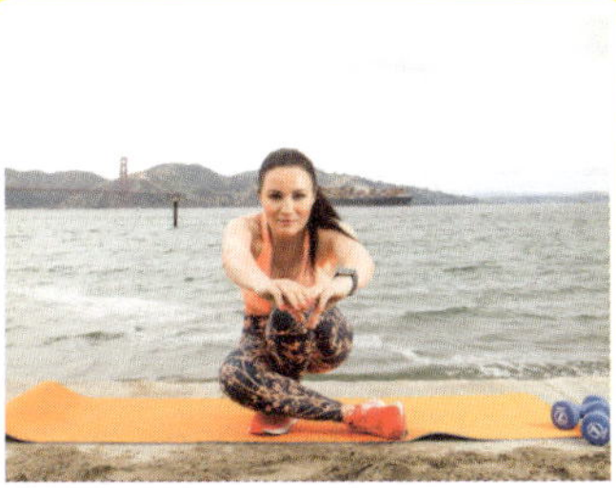

13 | SANS LES MAINS

1 MIN 30 SEC REPOS

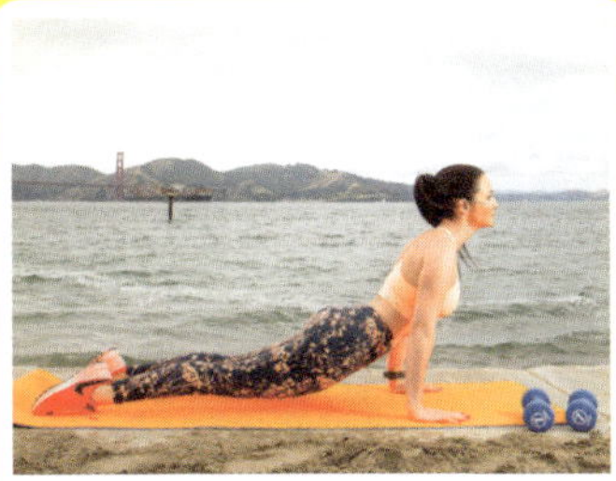

14 | PLANK TO COBRA

1 MIN

MOTIVATION

Le seul endroit où le succès passe avant le travail… c'est dans le dictionnaire. Donc au boulot, vous pouvez le faire !

FITNESS JOUR 7 – ABS DAY

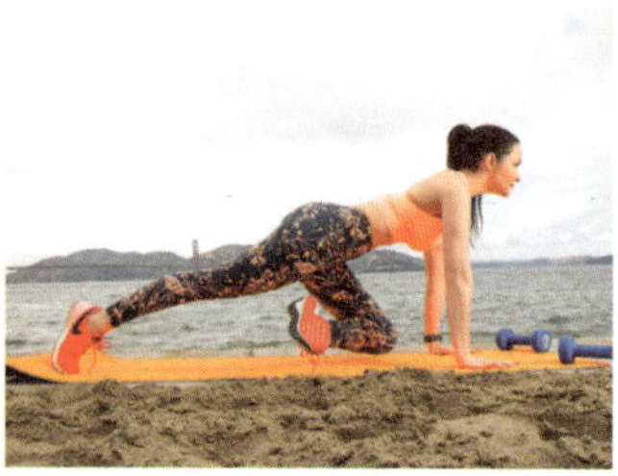

1 | PLANK TO PIGEON

Jambe droite

1 MIN 30 SEC REPOS

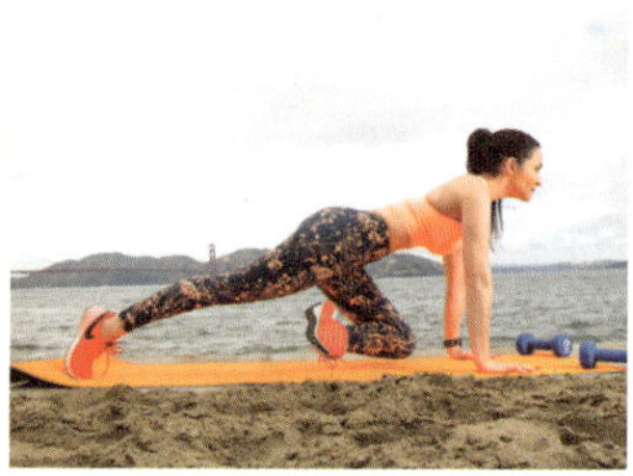

2 | PLANK TO PIGEON

Jambe gauche

1 MIN 30 SEC REPOS

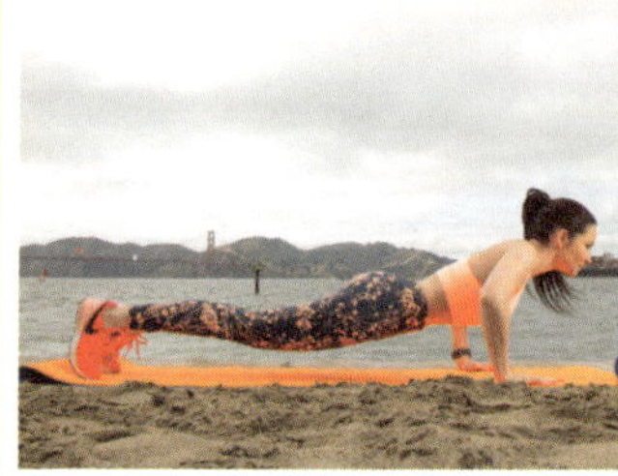

3 | HALF PLANK

1 MIN 30 SEC REPOS

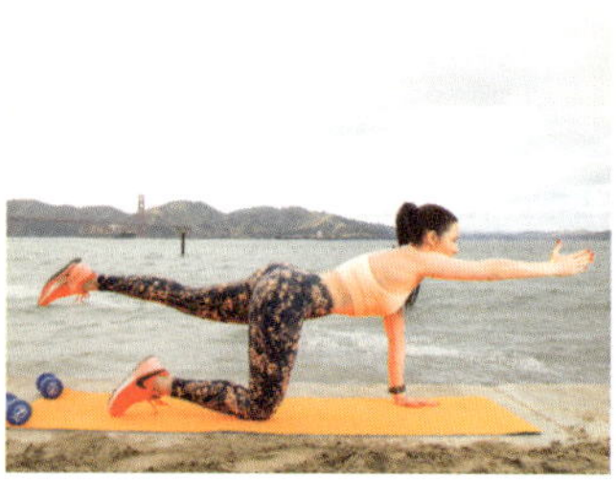

4 | 4 / 2

Jambe droite / Bras gauche

1 MIN 30 SEC REPOS

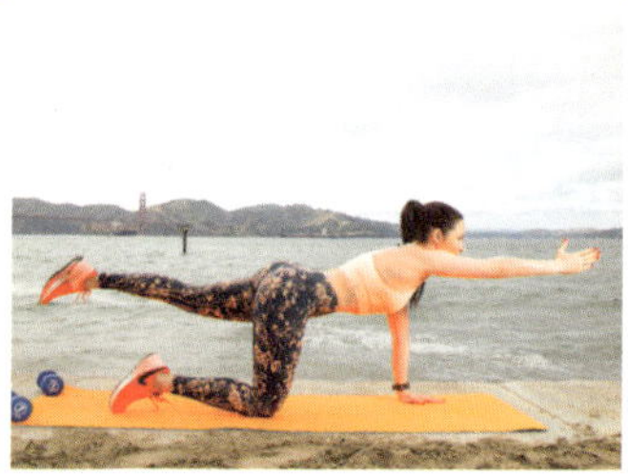

5 | 4 / 2

Jambe gauche / Bras droit

1 MIN 30 SEC REPOS

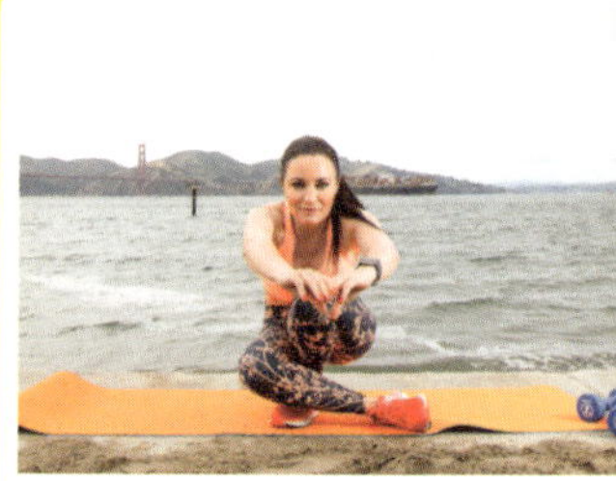

6 | SANS LES MAINS

1 MIN 30 SEC REPOS

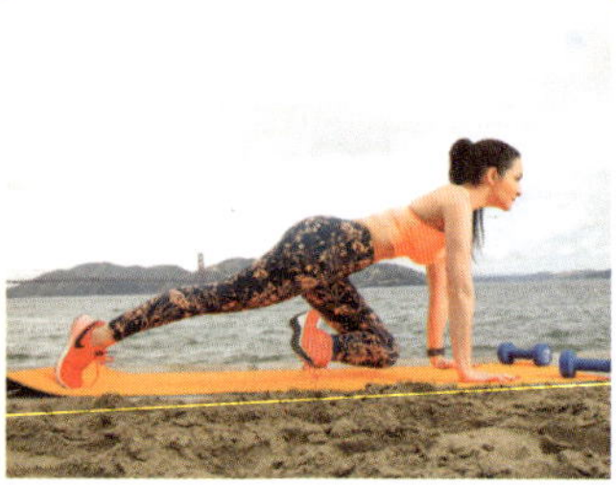

7 | PLANK TO PIGEON

Jambe droite

1 MIN 30 SEC REPOS

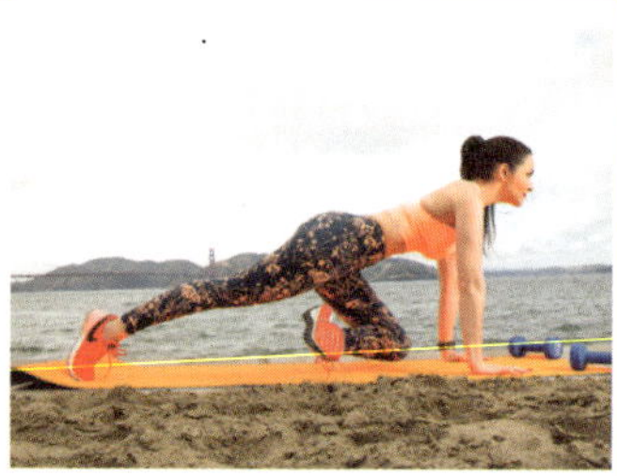

8 | PLANK TO PIGEON

Jambe gauche

1 MIN 30 SEC REPOS

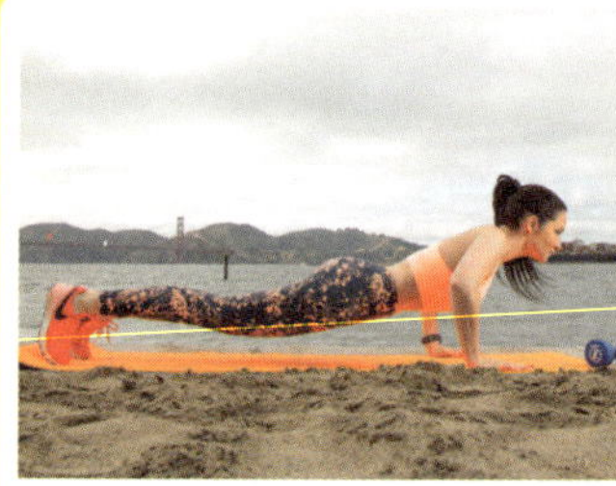

9 | HALF PLANK

1 MIN 30 SEC REPOS

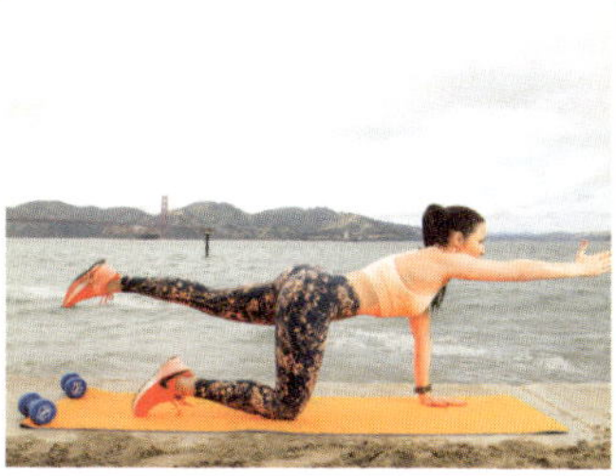

10 I 4 / 2

Jambe droite / Bras gauche

1 MIN 30 SEC REPOS

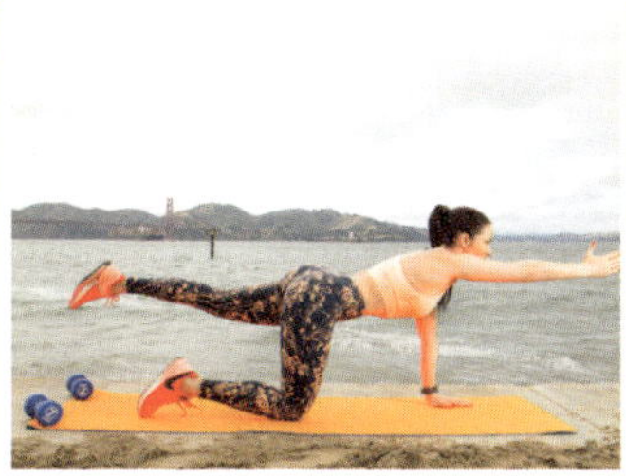

11 I 4 / 2

Jambe gauche / Bras droit

1 MIN 30 SEC REPOS

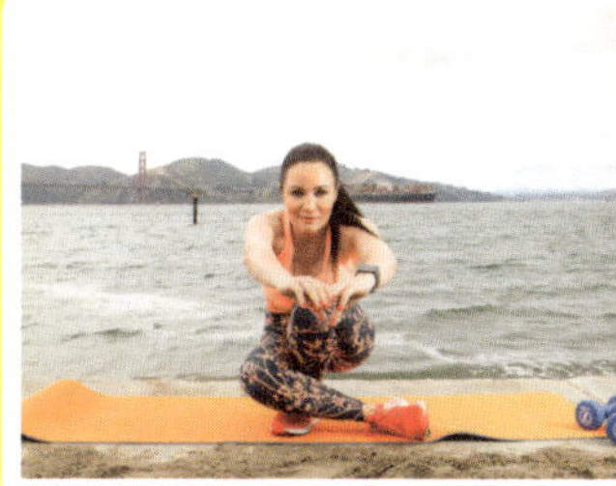

12 I SANS LES MAINS

1 MIN 30 SEC REPOS

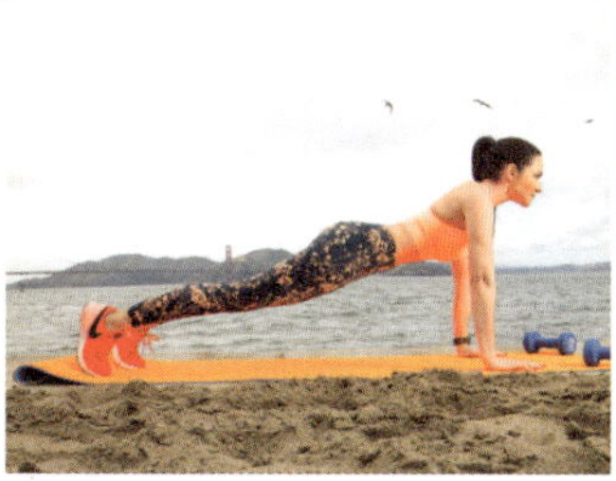

13 I PLANCHE CLASSIQUE

1 MIN 30 SEC REPOS

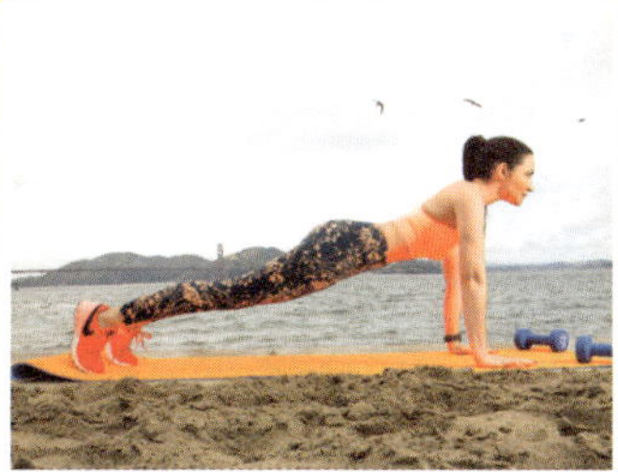

14 I PLANCHE CLASSIQUE

1 MIN

MOTIVATION

Les 5 dernières répétitions transforment le muscle. Ce sont ces quelques instants qui font la différence entre une warrior et un loukoum.

FITNESS JOUR 8 – ARM DAY

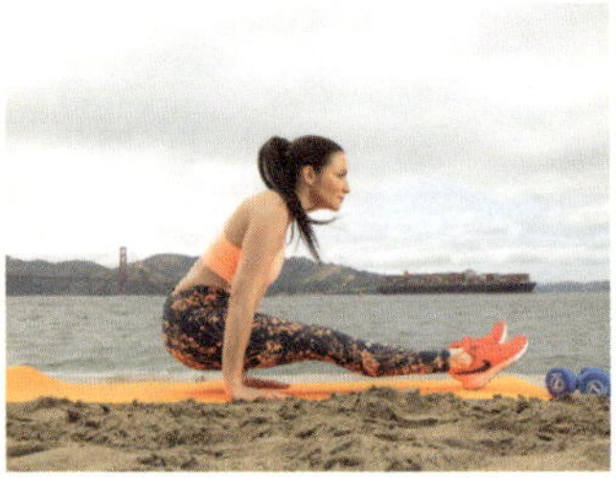

1 I MODIFIED L SIT
1 MIN 30 SEC REPOS

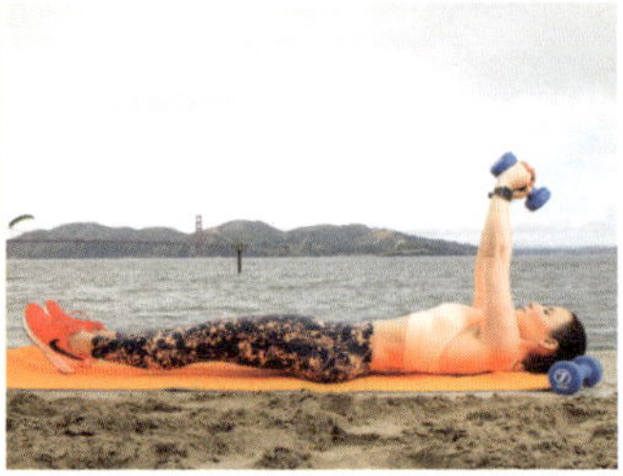

2 I LE MARTEAU COUCHÉ
1 MIN 30 SEC REPOS

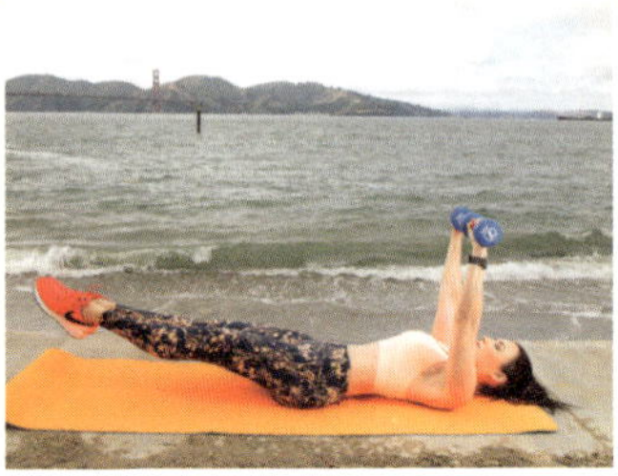

3 I KILLER PRESS
1 MIN 30 SEC REPOS

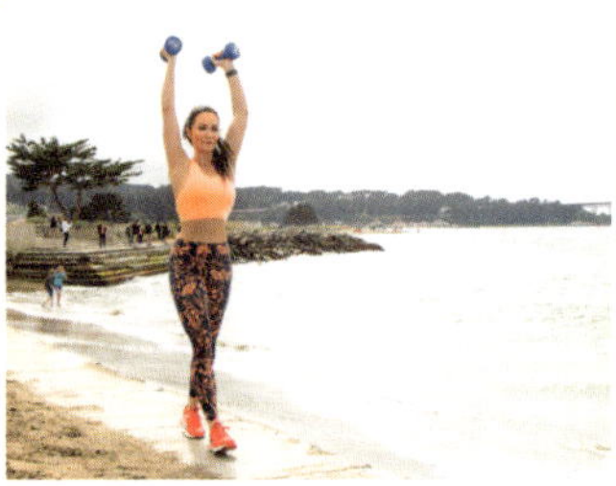

4 I WAITER'S WALK
1 MIN 30 SEC REPOS

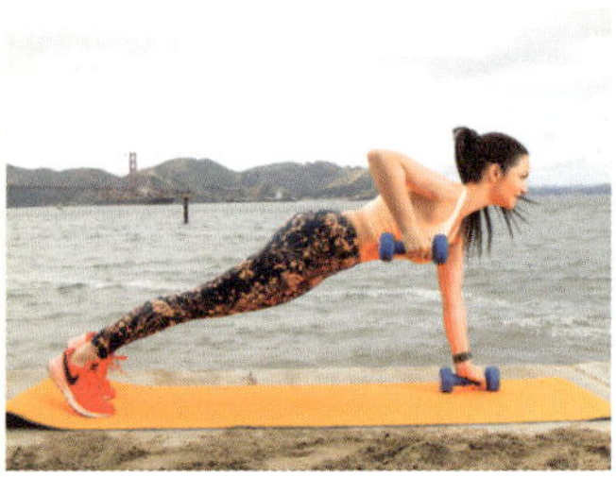

5 I PLANK ROW
Bras droit
1 MIN 30 SEC REPOS

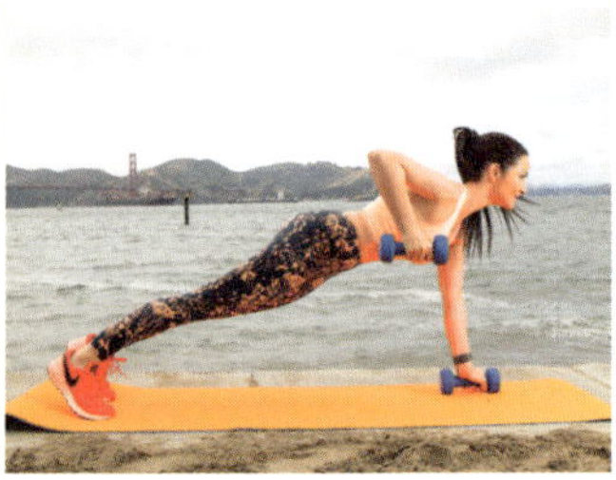

6 I PLANK ROW
Bras gauche
1 MIN 30 SEC REPOS

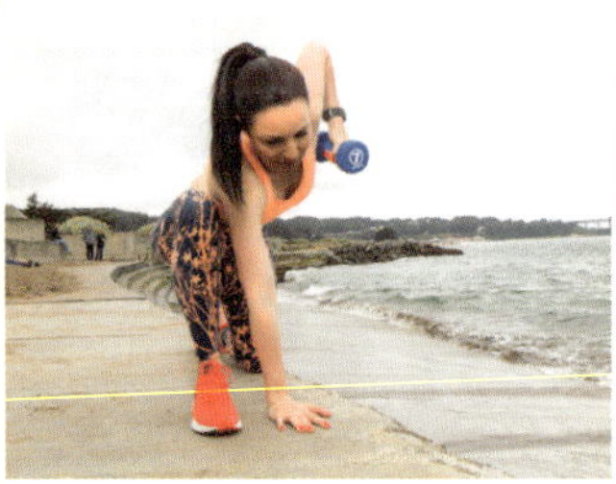

7 I FISHERMAN ROW
Bras gauche
1 MIN 30 SEC REPOS

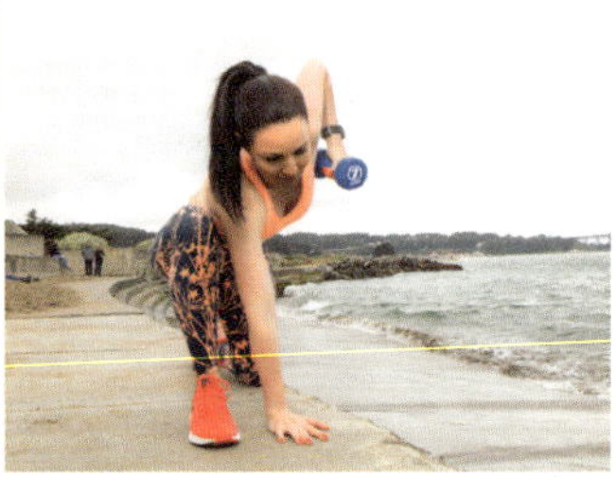

8 I FISHERMAN ROW
Bras droit
1 MIN 30 SEC REPOS

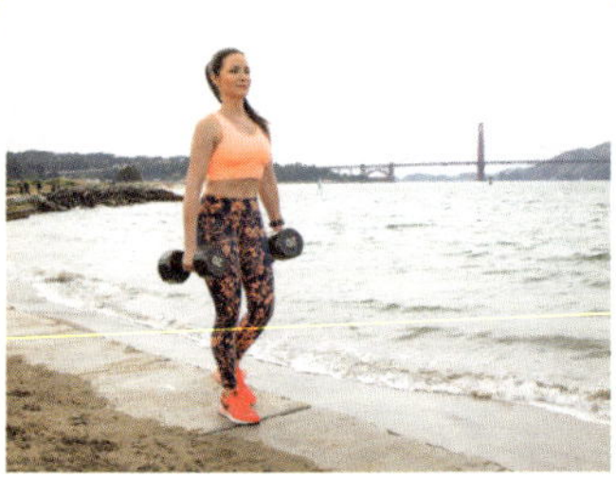

9 I FARMER'S CARRY
1 MIN 30 SEC REPOS

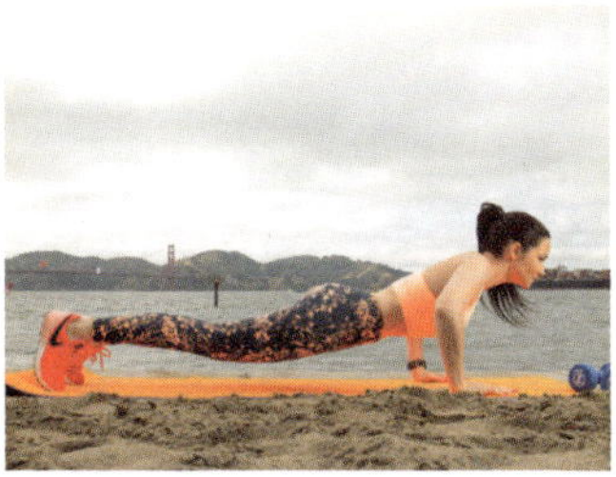

10 I HALF PLANK
1 MIN 30 SEC REPOS

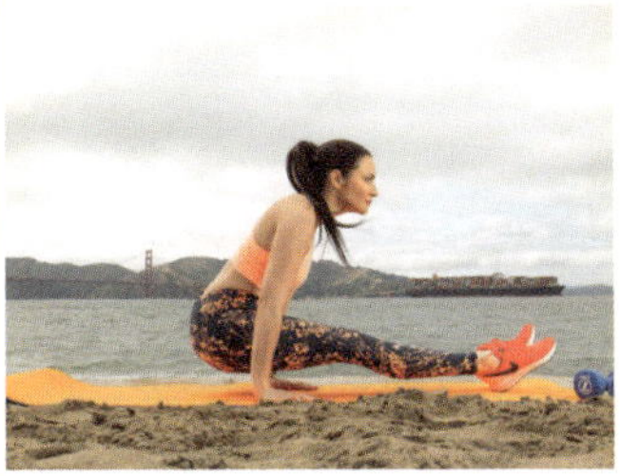

11 I MODIFIED L SIT
1 MIN 30 SEC REPOS

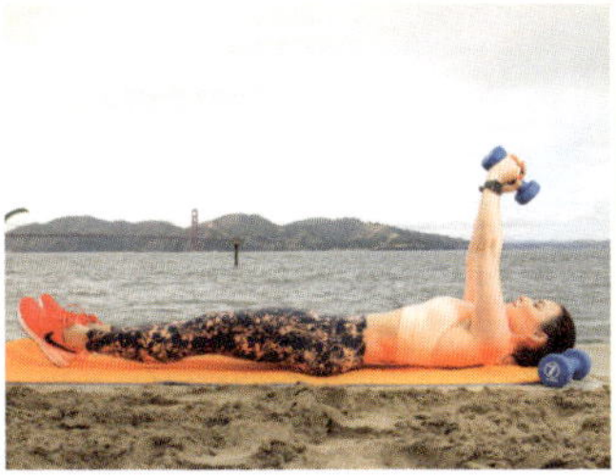

12 I LE MARTEAU COUCHÉ
1 MIN 30 SEC REPOS

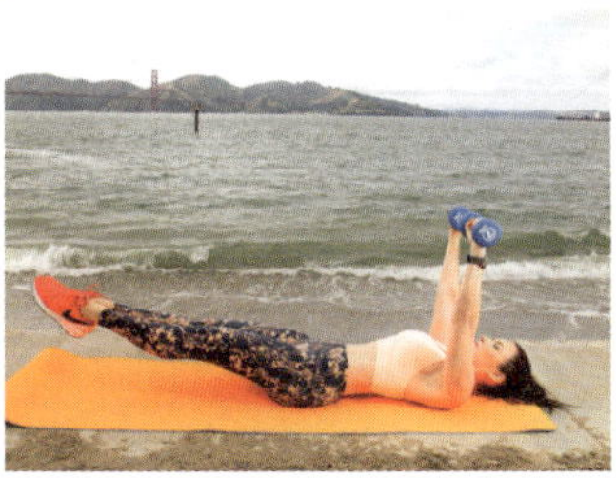

13 I KILLER PRESS
1 MIN 30 SEC REPOS

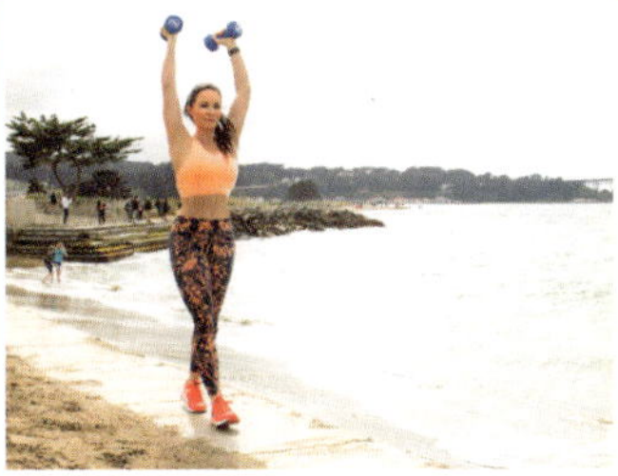

14 I WAITER'S WALK
1 MIN

MOTIVATION

L'heure tourne, les jours passent… êtes-vous la personne que vous souhaitez être ? Si oui, continuez vos efforts. Si non, au boulot !

FITNESS JOUR 9

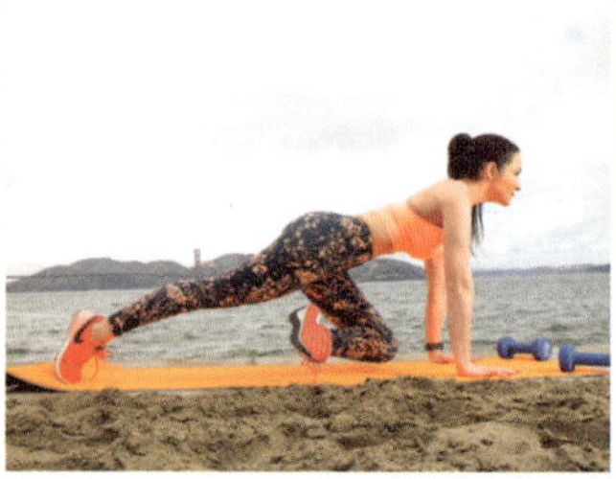

1 I PLANK TO PIGEON

Jambe gauche

1 MIN 30 SEC REPOS

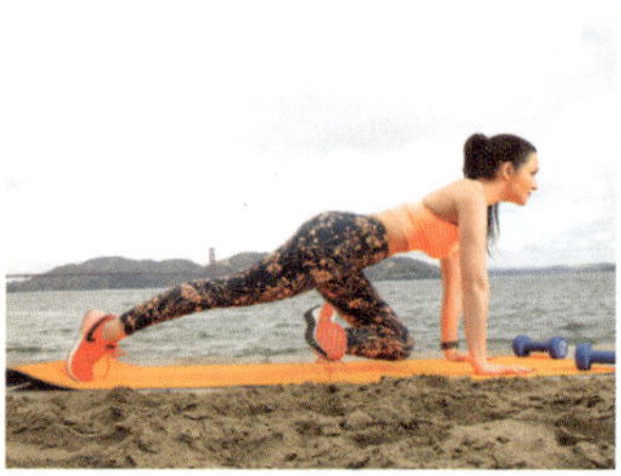

2 I PLANK TO PIGEON

Jambe droite

1 MIN 30 SEC REPOS

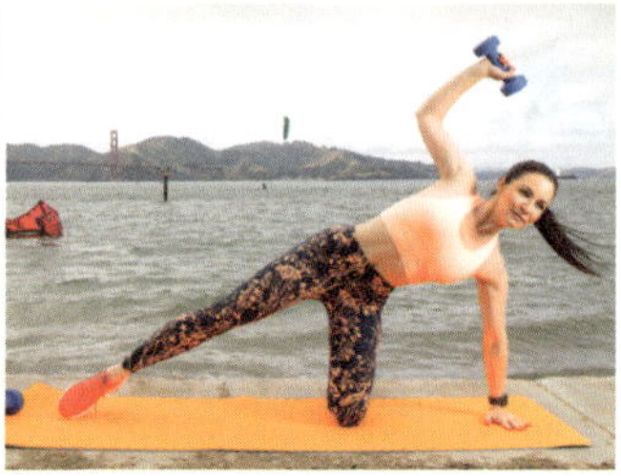

3 I SIDE LEG + ARM LIFT

Côté gauche

1 MIN 30 SEC REPOS

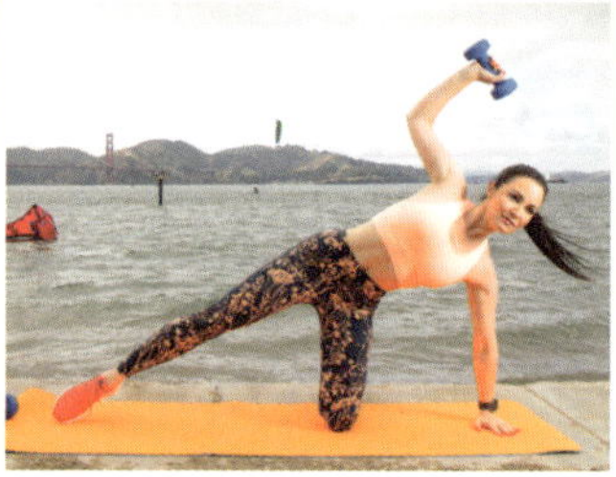

4 I SIDE LEG + ARM LIFT

Côté droit

1 MIN 30 SEC REPOS

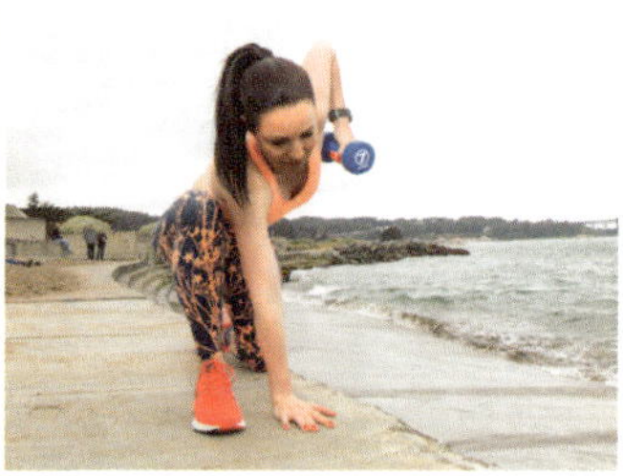

5 I FISHERMAN ROW

Côté gauche

1 MIN 30 SEC REPOS

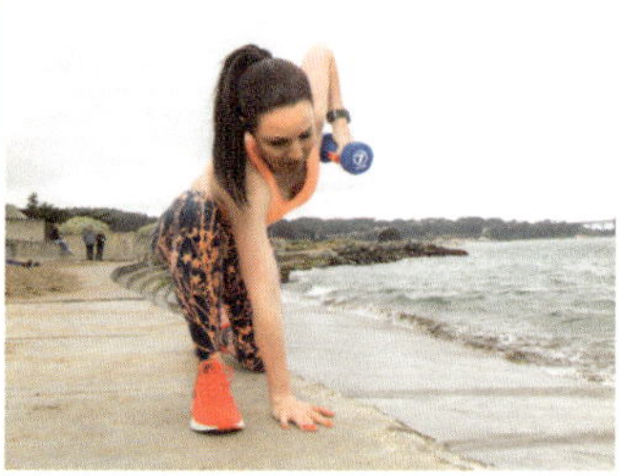

6 I FISHERMAN ROW

Côté droit

1 MIN 30 SEC REPOS

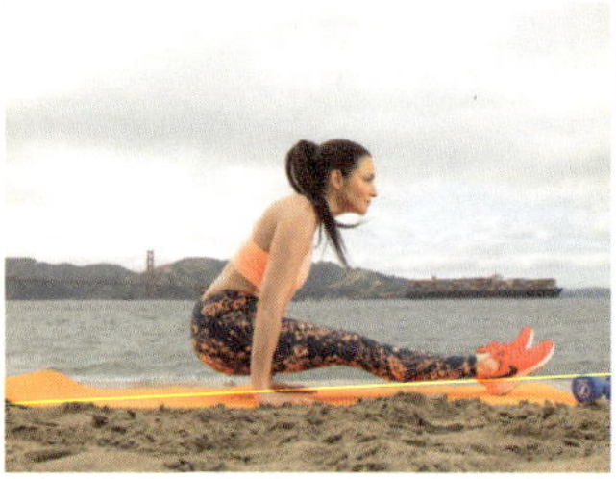

7 I MODIFIED L SIT

1 MIN 30 SEC REPOS

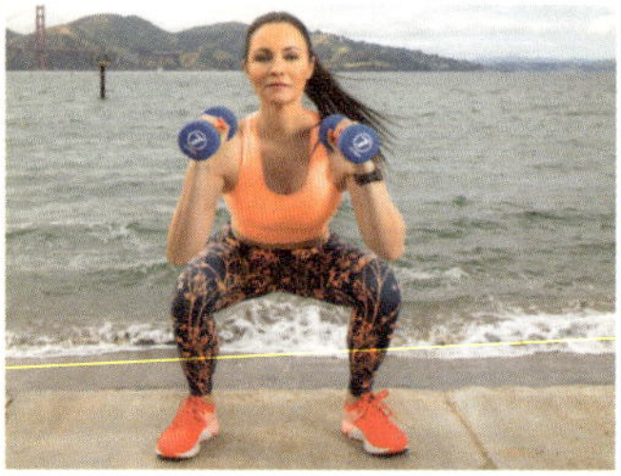

8 I THRUSTER SQUAT

1 MIN 30 SEC REPOS

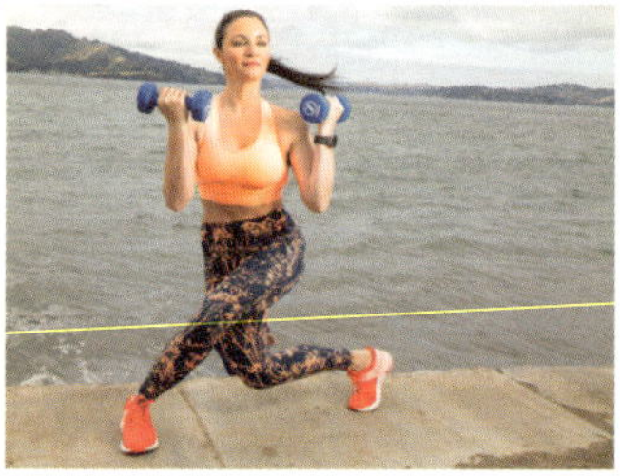

9 I RÉVÉRENCE / POIDS

Jambe droite derrière

1 MIN 30 SEC REPOS

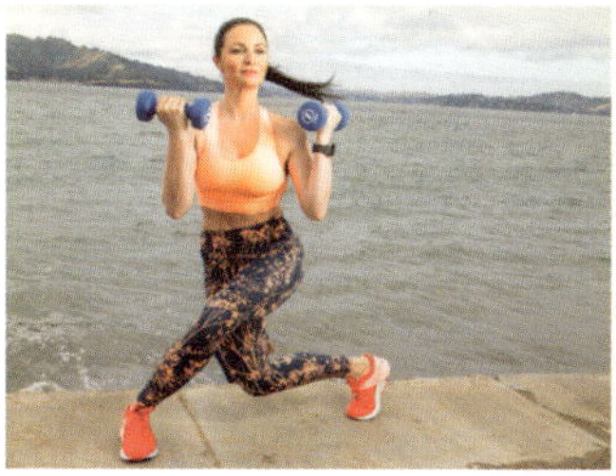

10 | RÉVÉRENCE / POIDS

Jambe gauche derrière

1 MIN — 30 SEC REPOS

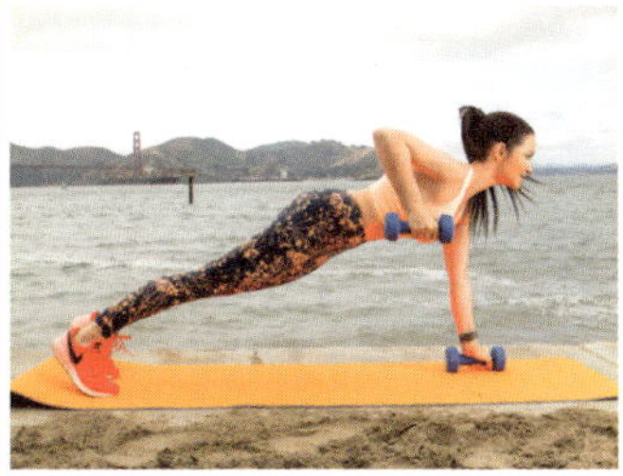

11 | PLANK ROW

Côté gauche

1 MIN — 30 SEC REPOS

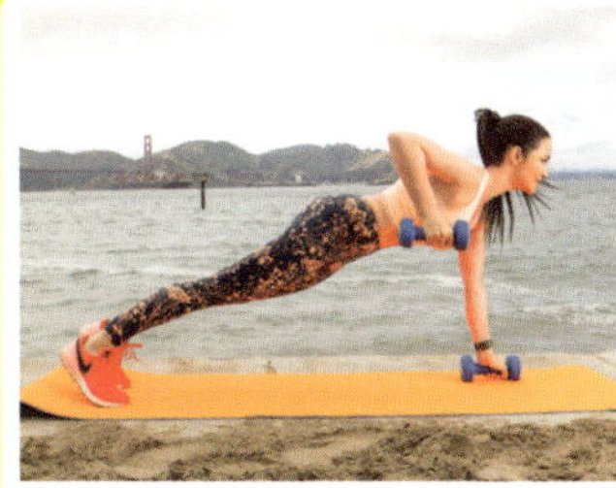

12 | PLANK ROW

Côté droit

1 MIN — 30 SEC REPOS

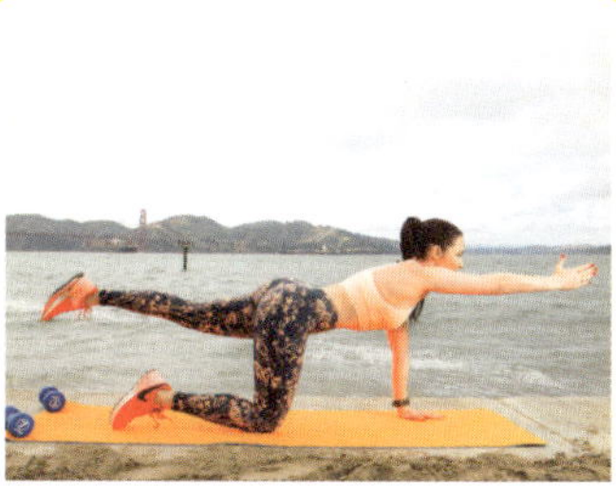

13 | 4 / 2

Jambe gauche / bras droit

1 MIN — 30 SEC REPOS

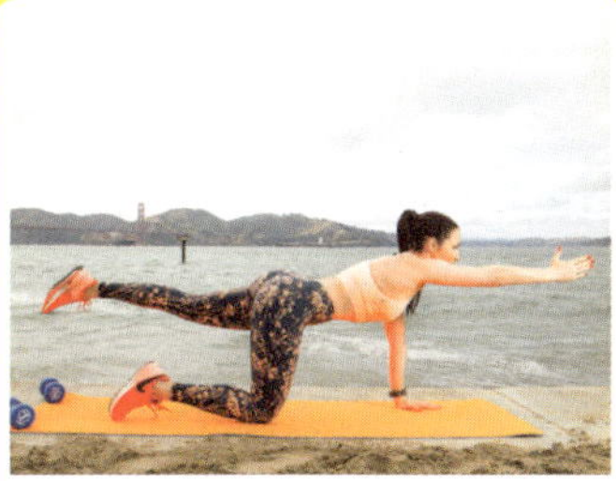

14 | 4 / 2

Jambe droite / bras gauche

1 MIN

MOTIVATION

Que vous pensiez que vous en êtes capable ou pas, vous avez raison. C'est vous qui décidez. Alors, aujourd'hui, vous décidez quoi ?

FITNESS JOUR 10

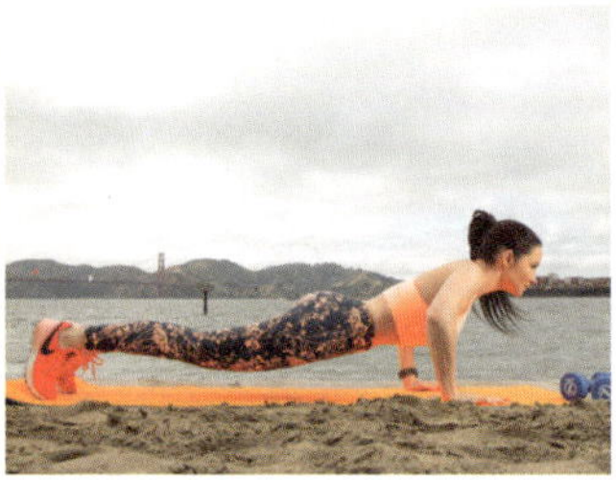

1 I HALF PLANK
1 MIN 30 SEC REPOS

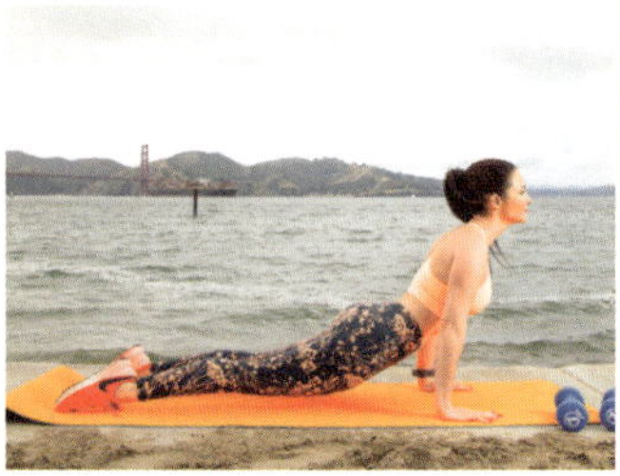

2 I PLANK TO COBRA
1 MIN 30 SEC REPOS

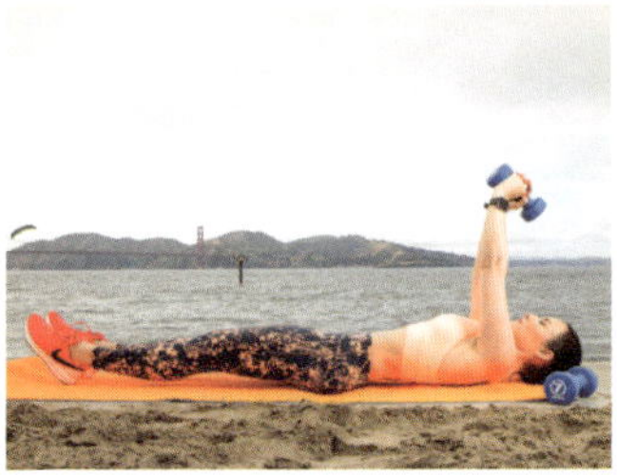

3 I LE MARTEAU COUCHÉ
1 MIN 30 SEC REPOS

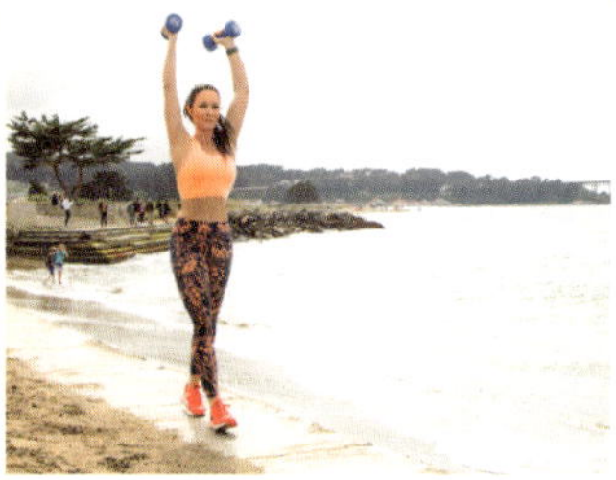

4 I WAITER'S WALK
1 MIN 30 SEC REPOS

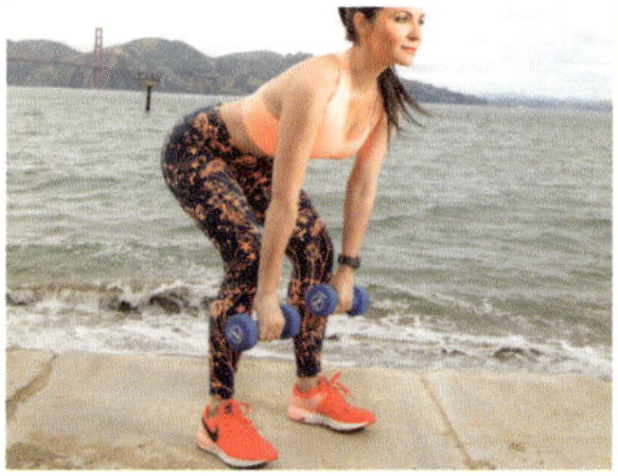

5 I DEADLIFTS
1 MIN 30 SEC REPOS

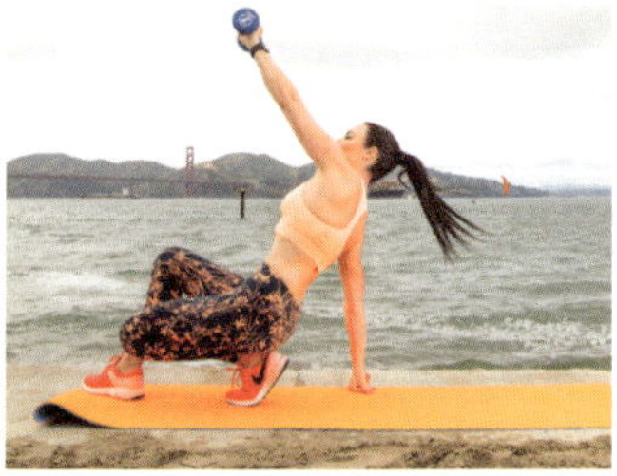

6 I CORSICAN STAND-UP
Bras droit
1 MIN 30 SEC REPOS

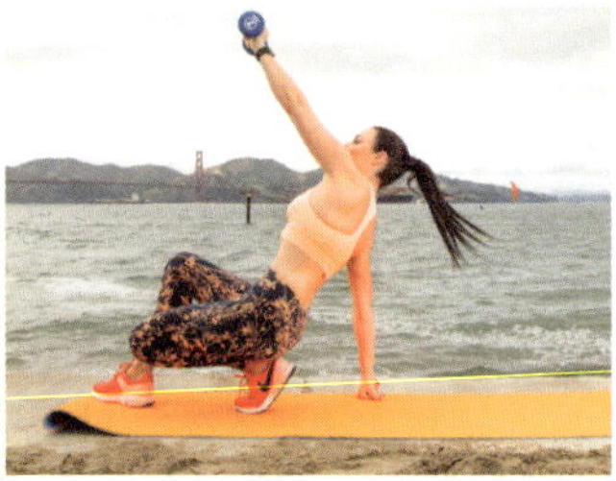

7 I CORSICAN STAND-UP
Bras gauche
1 MIN 30 SEC REPOS

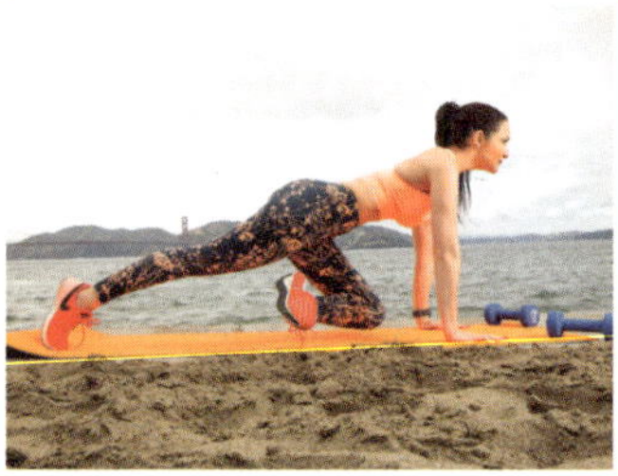

8 I PLANK TO PIGEON
Jambe droite
1 MIN 30 SEC REPOS

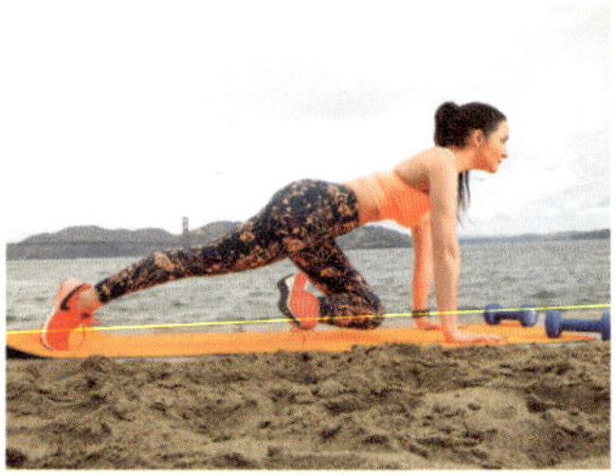

9 I PLANK TO PIGEON
Jambe gauche
1 MIN 30 SEC REPOS

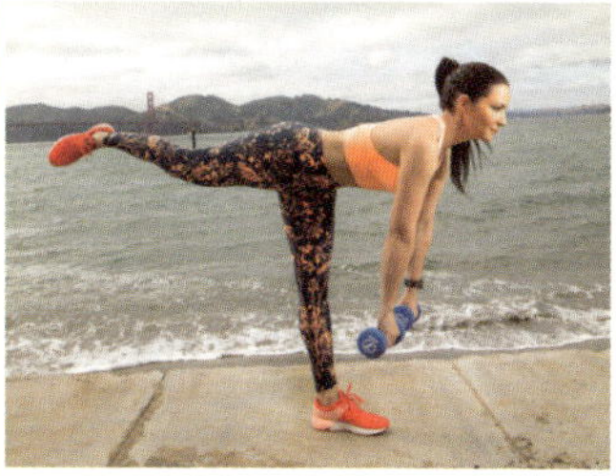

10 | ONE LEGGED DEADLIFT

Jambe droite

1 MIN 30 SEC REPOS

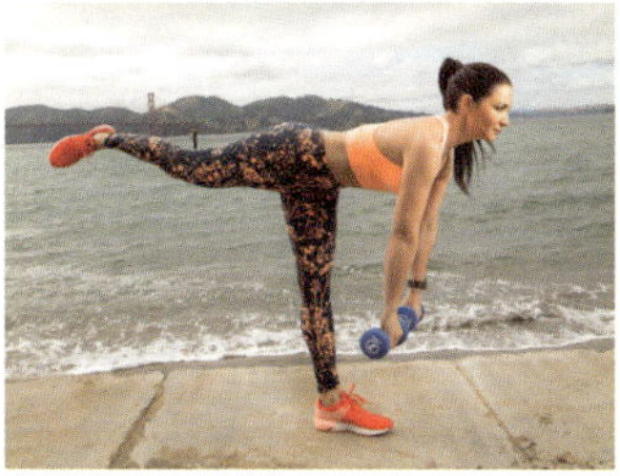

11 | ONE LEGGED DEADLIFT

Jambe gauche

1 MIN 30 SEC REPOS

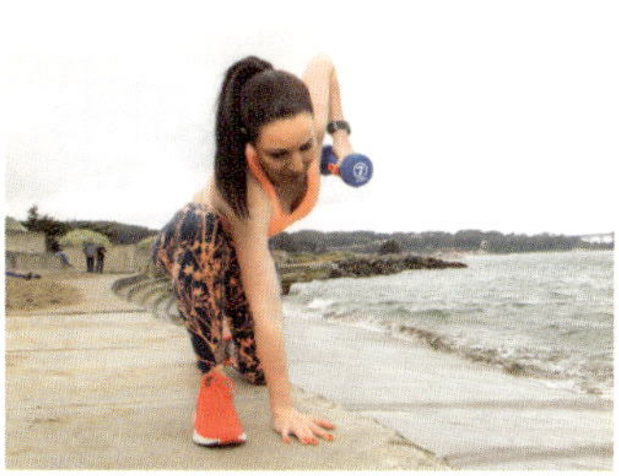

12 | FISHERMAN ROW

Bras droit

1 MIN 30 SEC REPOS

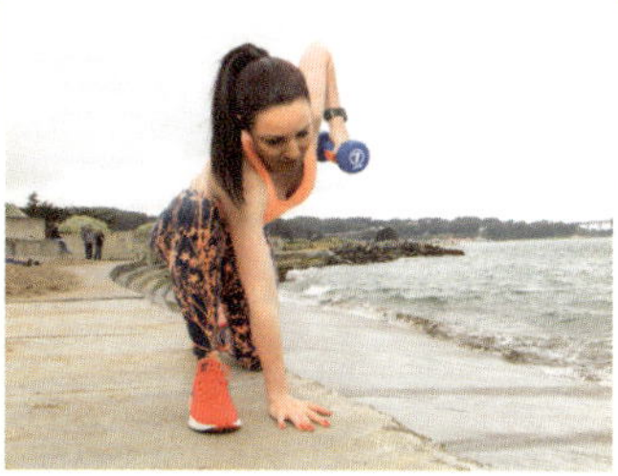

13 | FISHERMAN ROW

Bras gauche

1 MIN 30 SEC REPOS

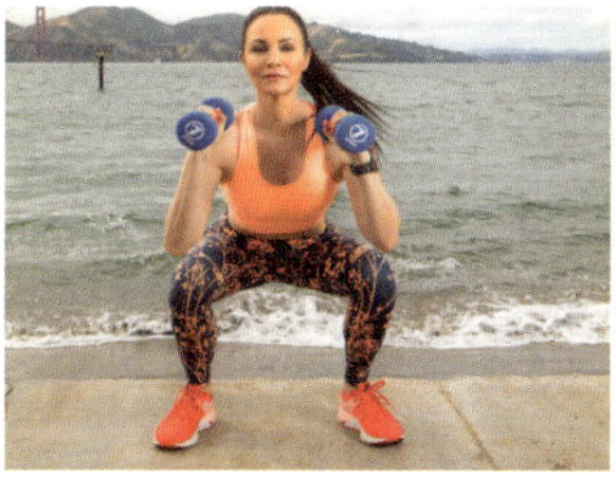

14 | THRUSTER SQUAT

1 MIN

MOTIVATION

L'action est la clef de voûte de tout succès.

FITNESS JOUR 11

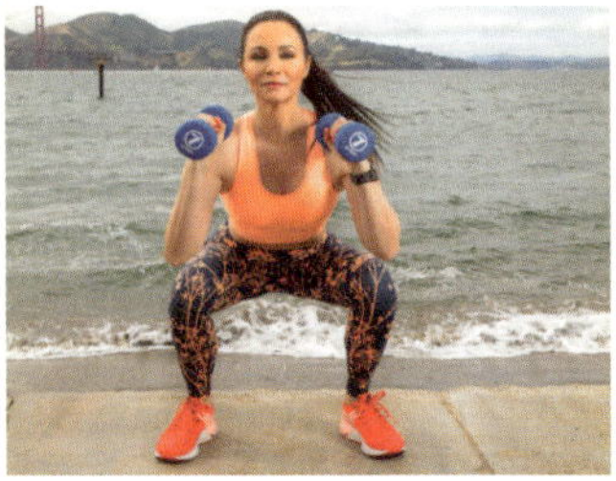

1 | THRUSTER SQUAT

1 MIN 30 SEC REPOS

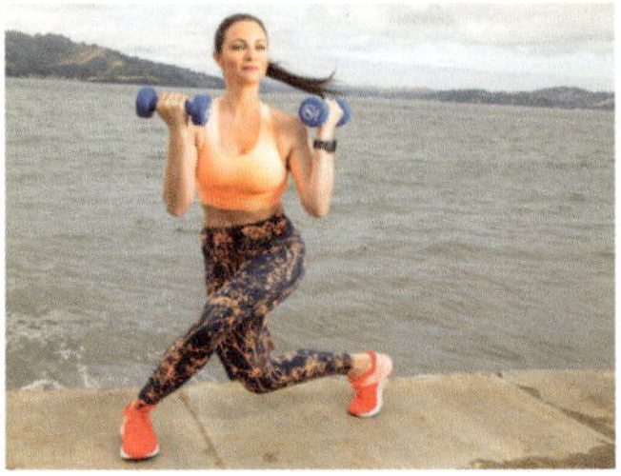

2 | RÉVÉRENCE / POIDS

Jambe droite derrière

1 MIN 30 SEC REPOS

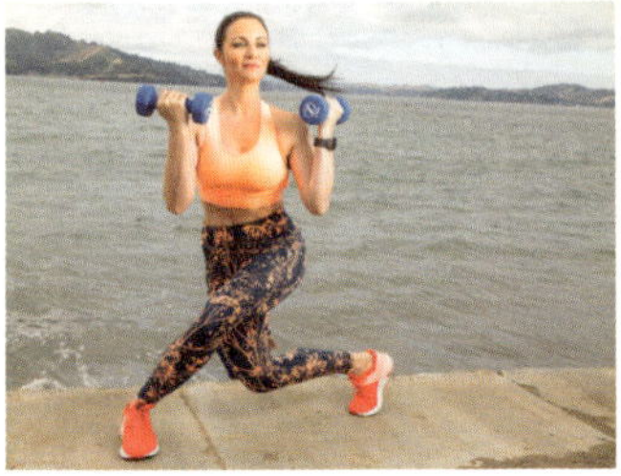

3 | RÉVÉRENCE / POIDS

Jambe gauche derrière

1 MIN 30 SEC REPOS

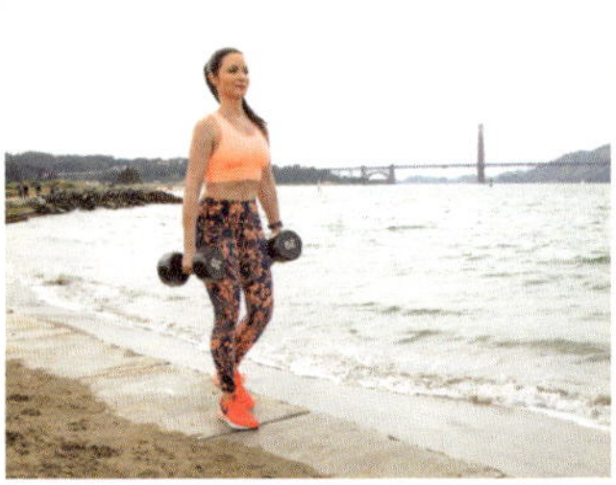

4 | FARMER'S CARRY

1 MIN 30 SEC REPOS

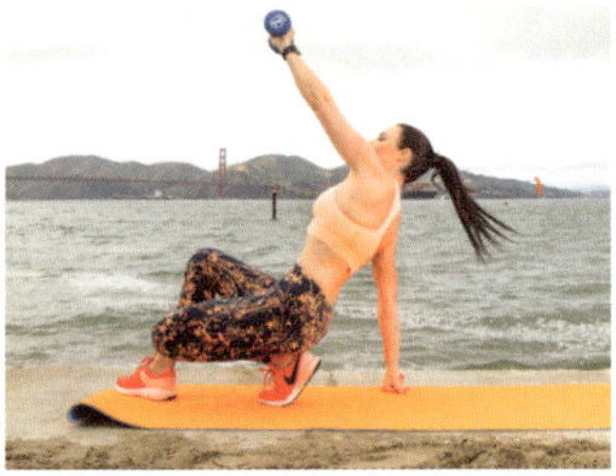

5 | CORSICAN STAND-UP

Bras droit

1 MIN 30 SEC REPOS

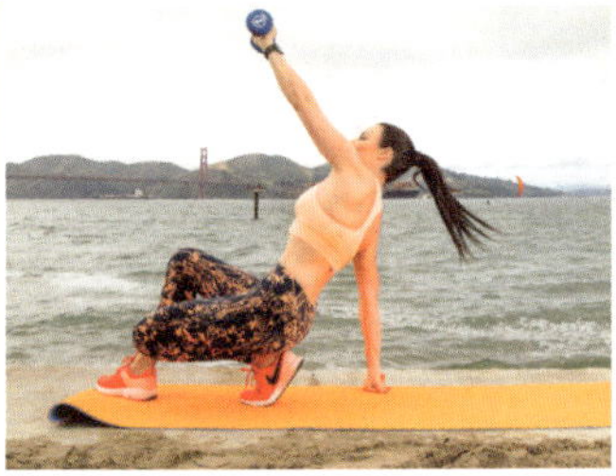

6 | CORSICAN STAND-UP

Bras gauche

1 MIN 30 SEC REPOS

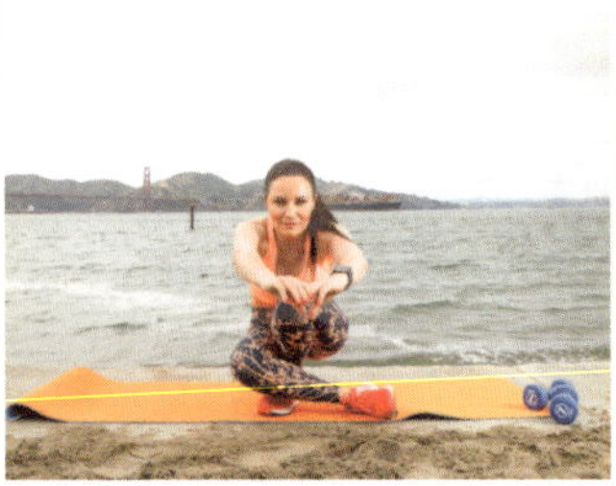

7 | SANS LES MAINS

1 MIN 30 SEC REPOS

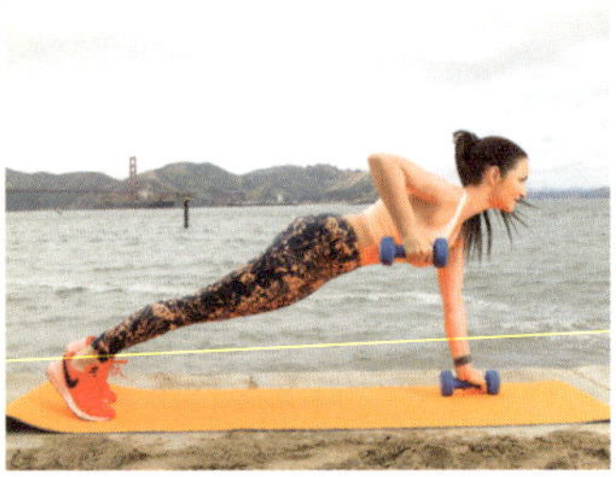

8 | PLANK ROW

Bras droit

1 MIN 30 SEC REPOS

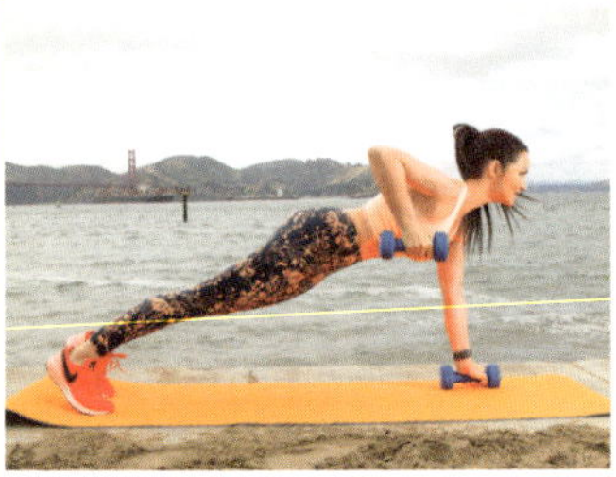

9 | PLANK ROW

Bras gauche

1 MIN 30 SEC REPOS

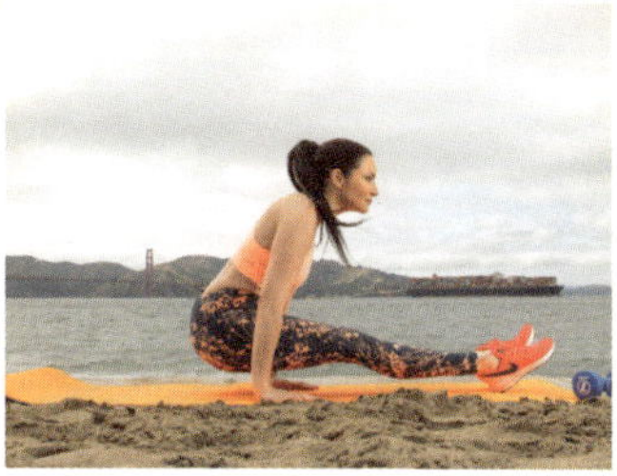

10 I MODIFIED L SIT
1 MIN 30 SEC REPOS

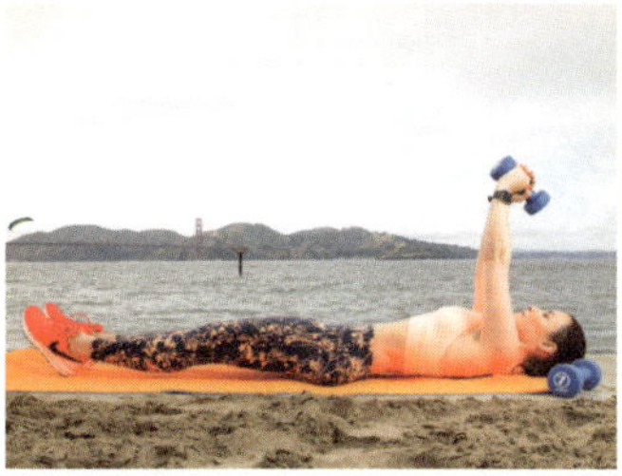

11 I LE MARTEAU COUCHÉ
1 MIN 30 SEC REPOS

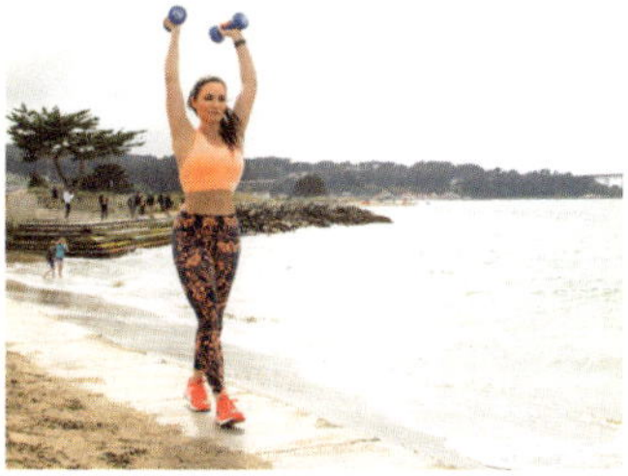

12 I WAITER'S WALK
1 MIN 30 SEC REPOS

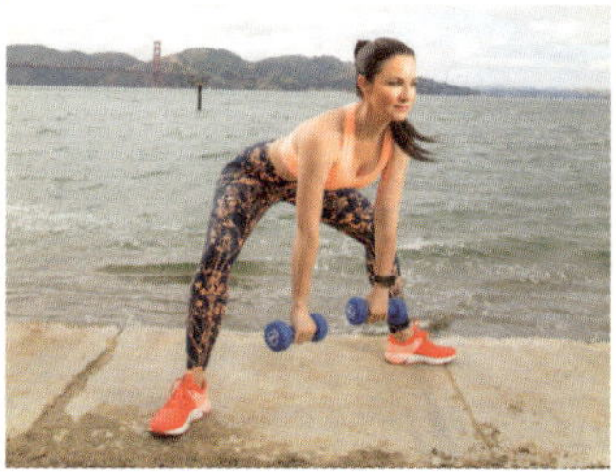

13 I SUMO DEAD LIFT
1 MIN 30 SEC REPOS

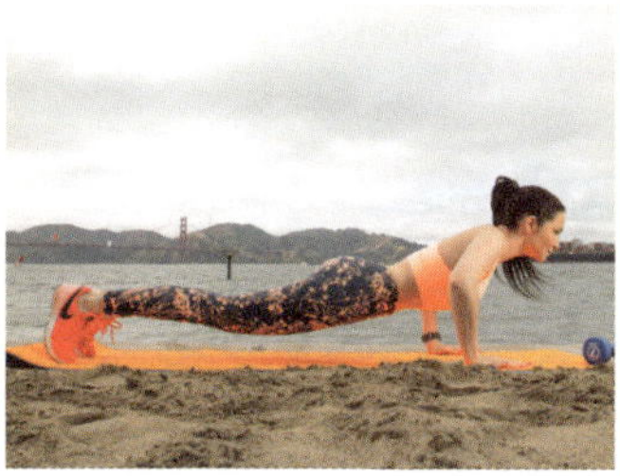

14 I HALF PLANK
1 MIN

MOTIVATION

Bien fait est mieux que bien dit.

FITNESS JOUR 12

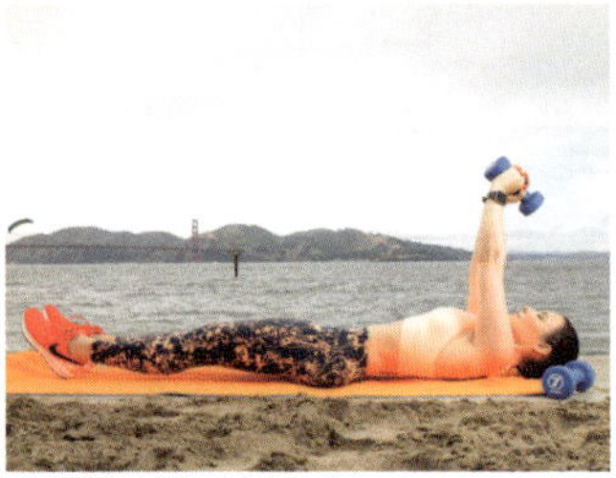

1 | LE MARTEAU COUCHÉ

1 MIN 30 SEC REPOS

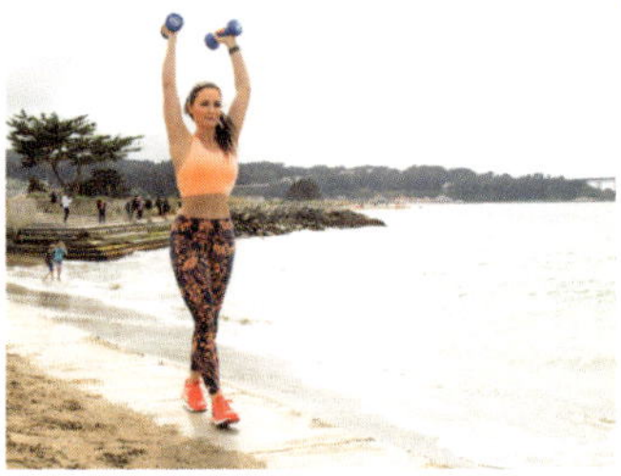

2 | WAITER'S WALK

1 MIN 30 SEC REPOS

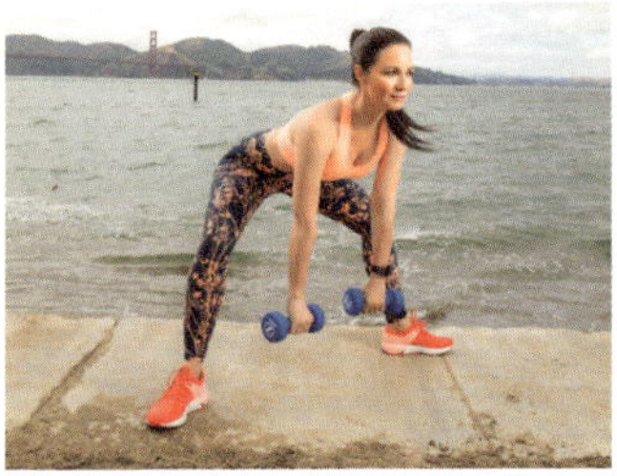

3 | SUMO DEAD LIFT

1 MIN 30 SEC REPOS

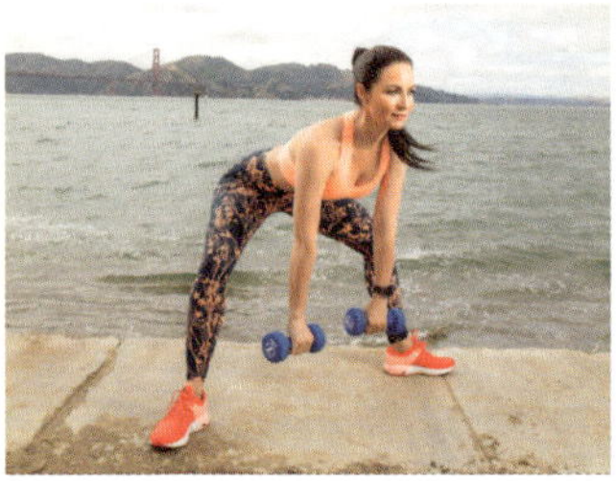

4 | SUMO DEAD LIFT

1 MIN 30 SEC REPOS

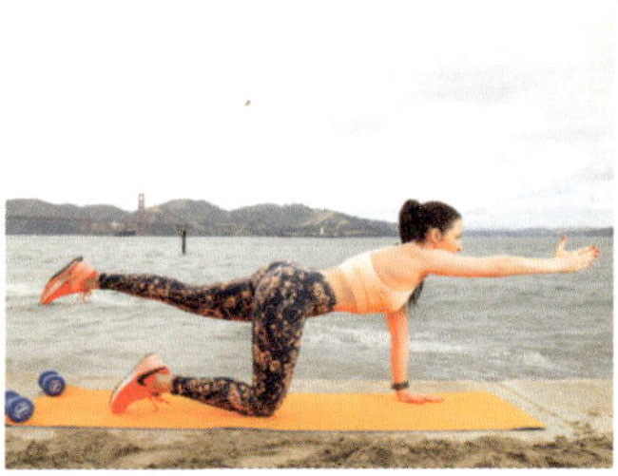

5 | 4 / 2

Jambe droite / Bras gauche

1 MIN 30 SEC REPOS

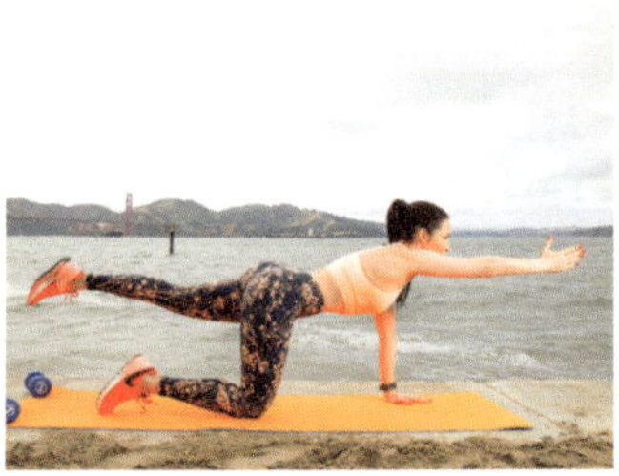

6 | 4 / 2

Jambe gauche / Bras droit

1 MIN 30 SEC REPOS

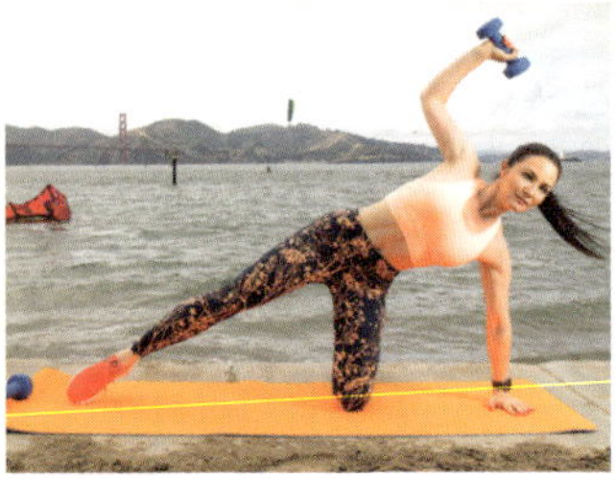

7 | SIDE LEG + ARM LIFT

Côté gauche

1 MIN 30 SEC REPOS

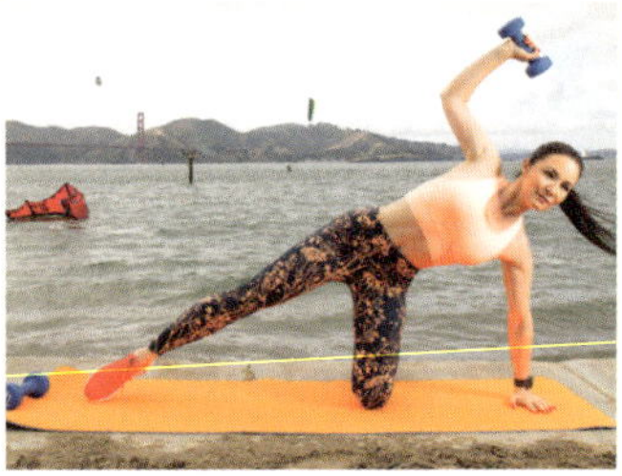

8 | SIDE LEG + ARM LIFT

Côté droit

1 MIN 30 SEC REPOS

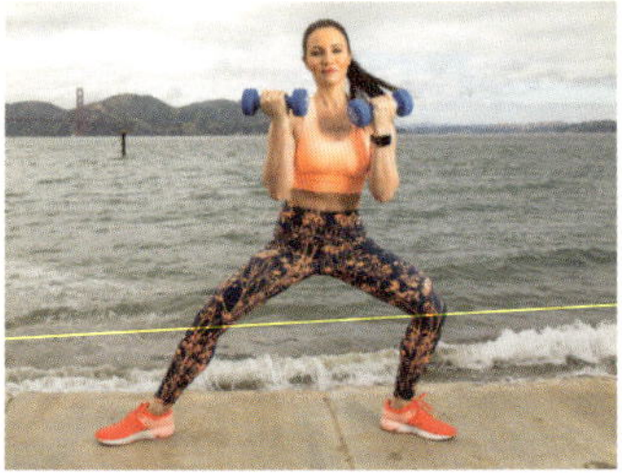

9 | MODIFIED BALLERINA SQUAT

1 MIN 30 SEC REPOS

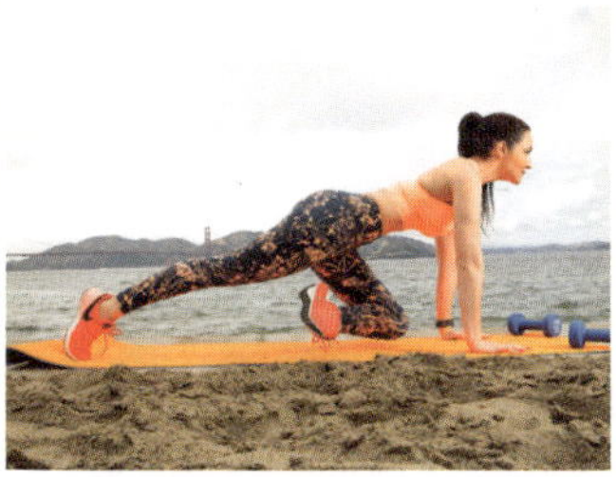

10 I PLANK TO PIGEON

Jambe droite

1 MIN 30 SEC REPOS

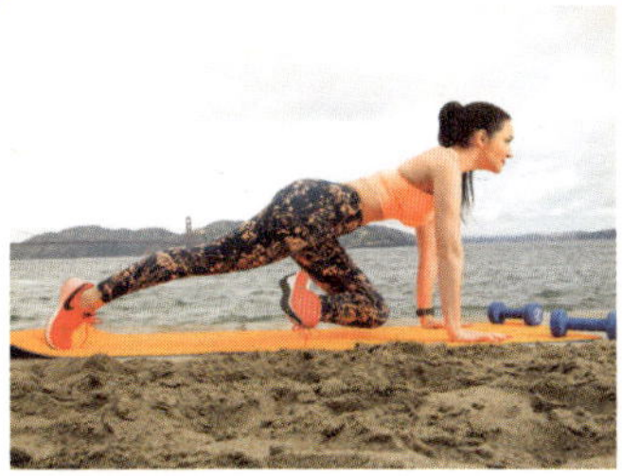

11 I PLANK TO PIGEON

Jambe gauche

1 MIN 30 SEC REPOS

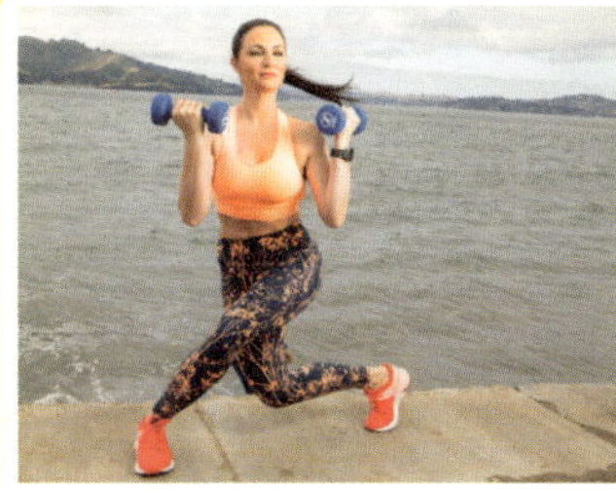

12 I RÉVÉRENCE / POIDS

Jambe droite derrière

1 MIN 30 SEC REPOS

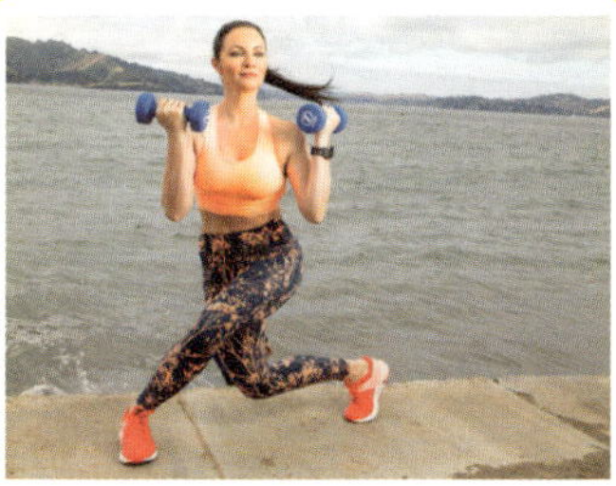

13 I RÉVÉRENCE / POIDS

Jambe gauche derrière

1 MIN 30 SEC REPOS

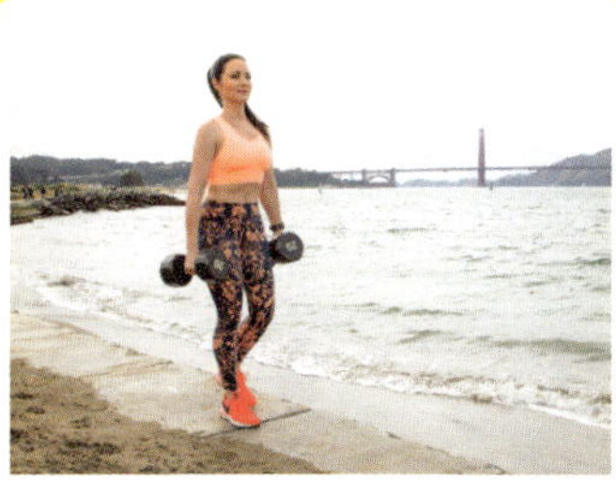

14 I FARMER'S CARRY

1 MIN

MOTIVATION

Une vraie warrior est une nana qui se lève de son canapé quand les loukoums restent devant *Game of Thrones*.

FITNESS JOUR 13

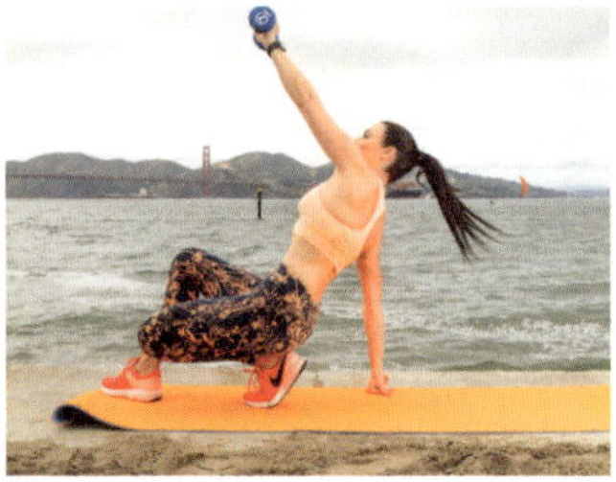

1 I CORSICAN STAND-UP

Bras droit

1 MIN 30 SEC REPOS

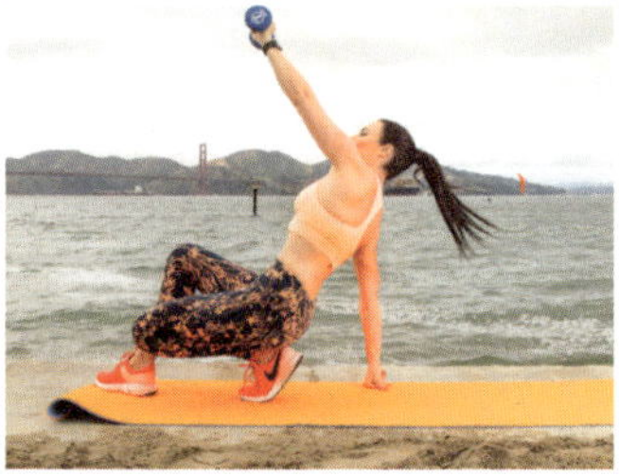

2 I CORSICAN STAND-UP

Bras gauche

1 MIN 30 SEC REPOS

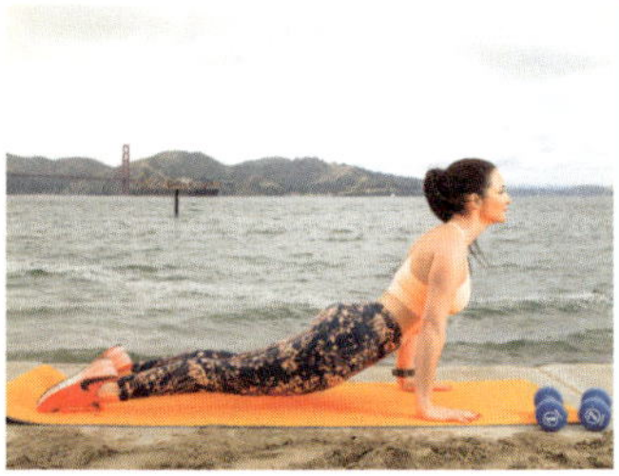

3 I PLANK TO COBRA

1 MIN 30 SEC REPOS

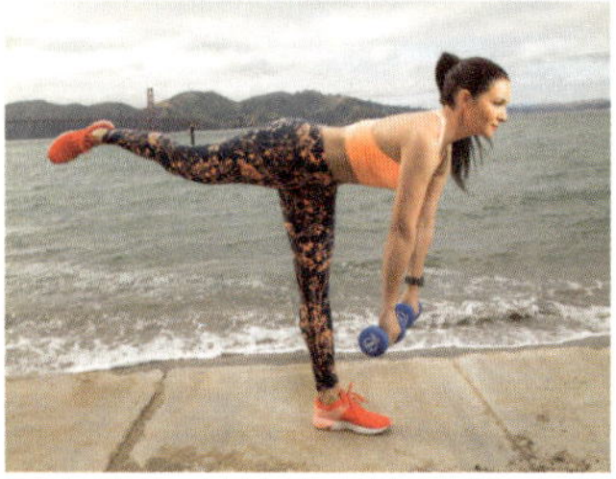

4 I ONE LEGGED DEADLIFT

Jambe gauche

1 MIN 30 SEC REPOS

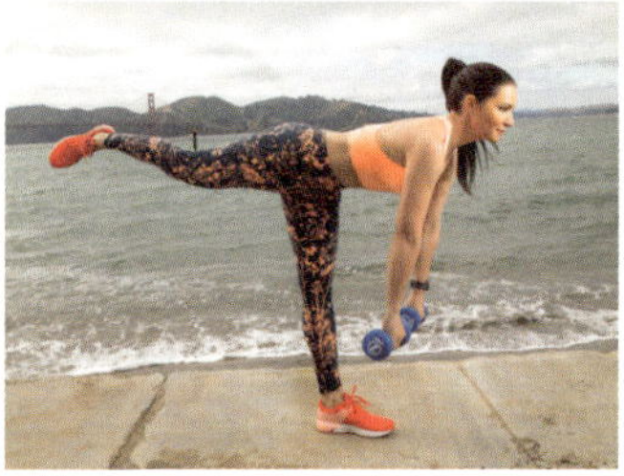

5 I ONE LEGGED DEADLIFT

Jambe droite

1 MIN 30 SEC REPOS

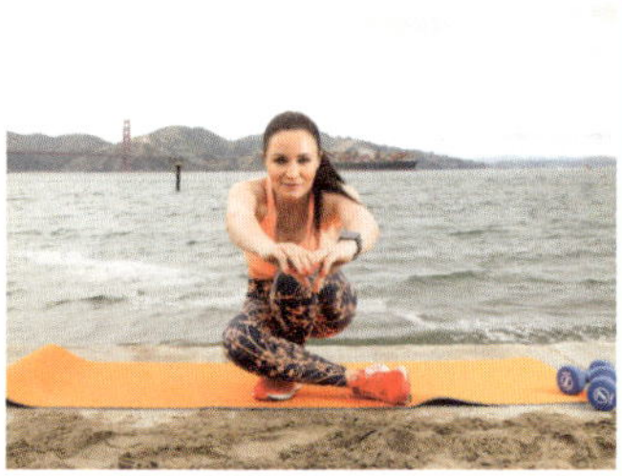

6 I SANS LES MAINS

1 MIN 30 SEC REPOS

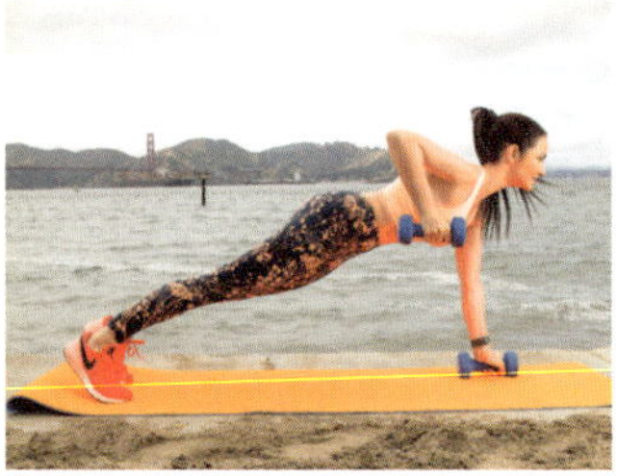

7 I PLANK ROW

Bras droit

1 MIN 30 SEC REPOS

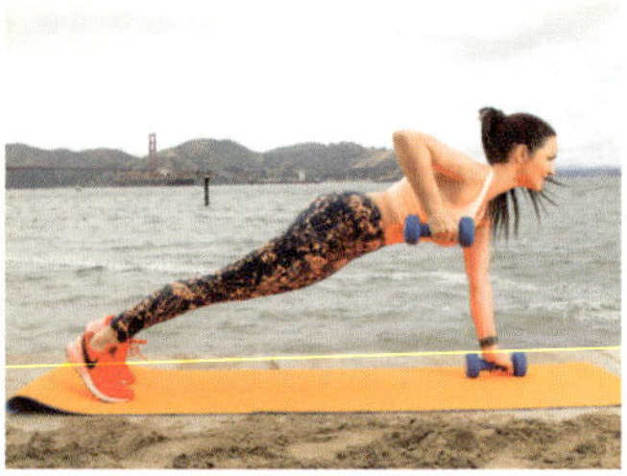

8 I PLANK ROW

Bras gauche

1 MIN 30 SEC REPOS

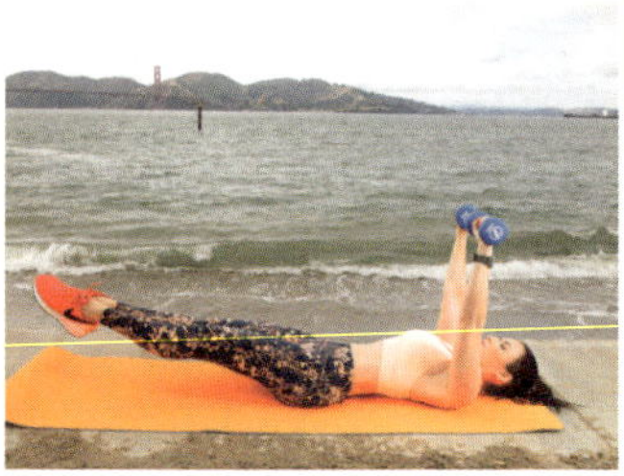

9 I KILLER PRESS

1 MIN 30 SEC REPOS

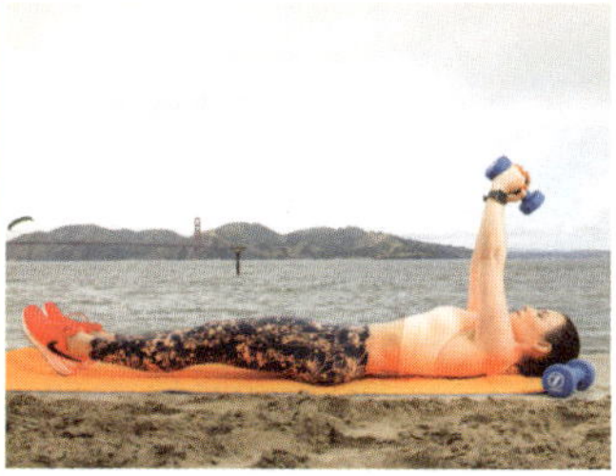

10 | LE MARTEAU COUCHÉ

1 MIN 30 SEC REPOS

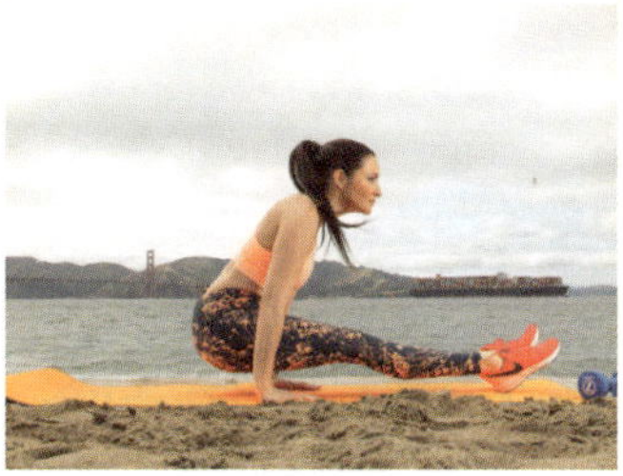

11 | MODIFIED L SIT

1 MIN 30 SEC REPOS

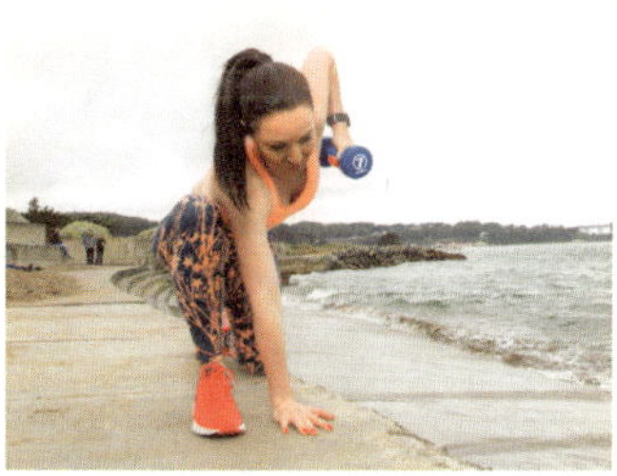

12 | FISHERMAN ROW

Bras gauche

1 MIN 30 SEC REPOS

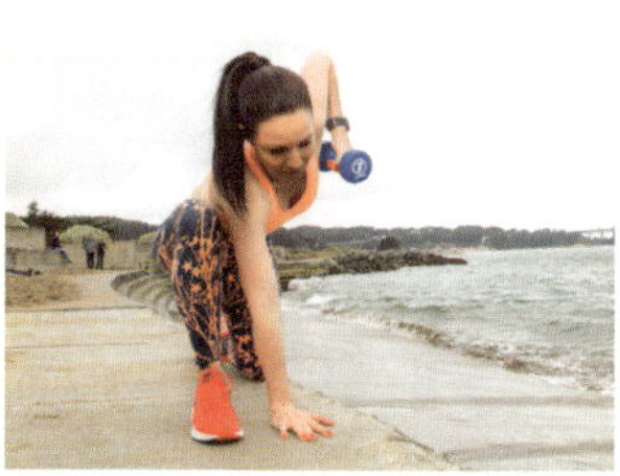

13 | FISHERMAN ROW

Bras droit

1 MIN 30 SEC REPOS

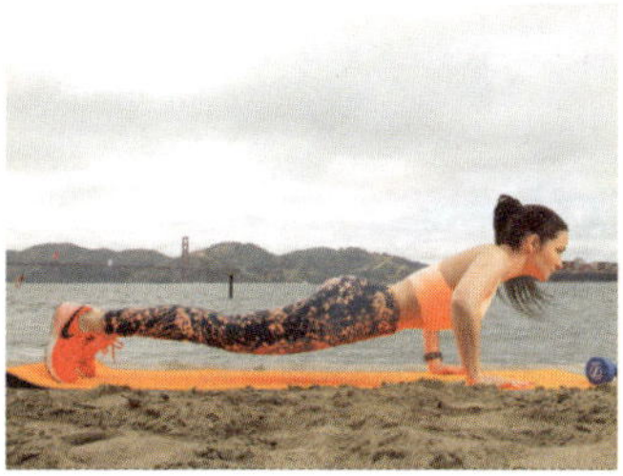

14 | HALF PLANK

1 MIN

MOTIVATION

Si tu veux quelque chose que tu n'as jamais eu (le corps de tes rêves), fais quelque chose que tu n'as jamais fait !

FITNESS JOUR 14 – LEG DAY

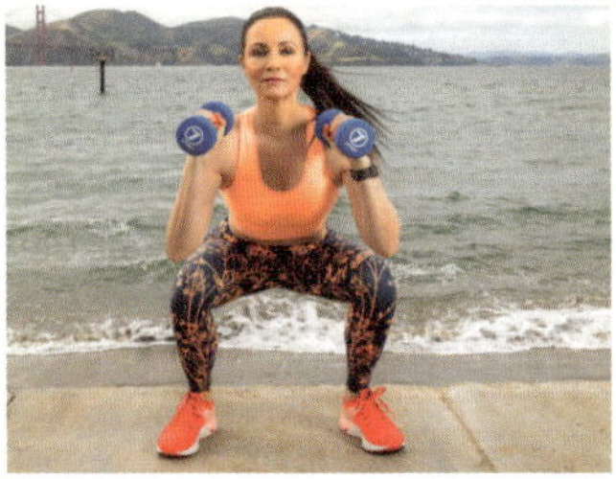

1 | THRUSTER SQUAT
1 MIN 30 SEC REPOS

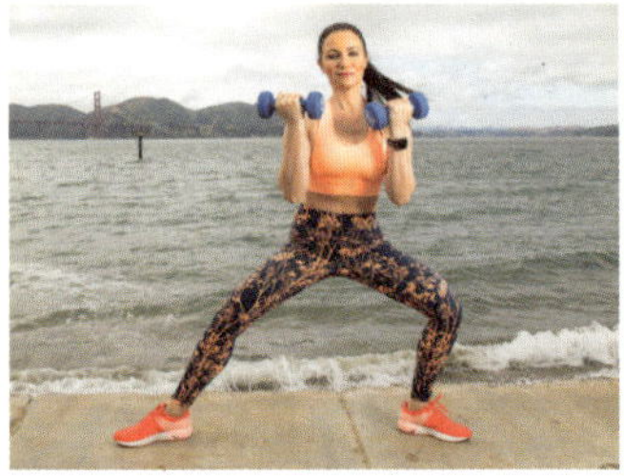

2 | MODIFIED BALLERINA SQUAT
1 MIN 30 SEC REPOS

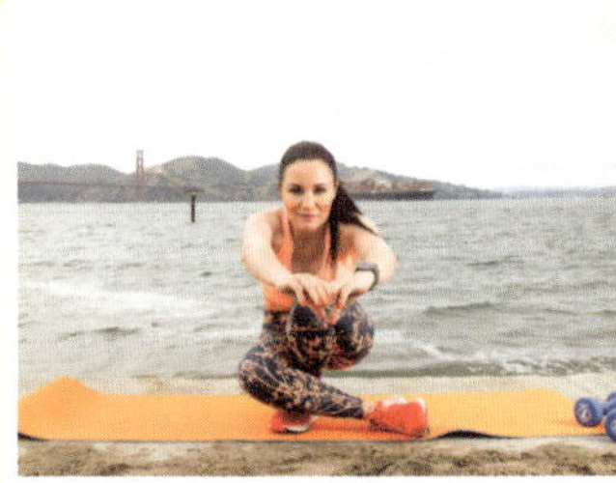

3 | SANS LES MAINS
1 MIN 30 SEC REPOS

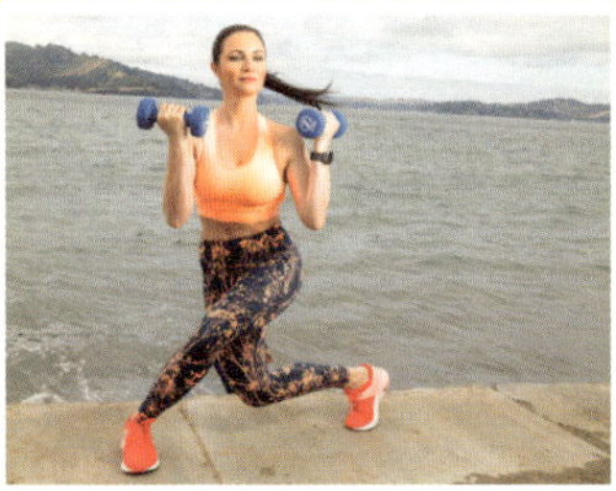

4 | RÉVÉRENCE / POIDS
Jambe droite derrière
1 MIN 30 SEC REPOS

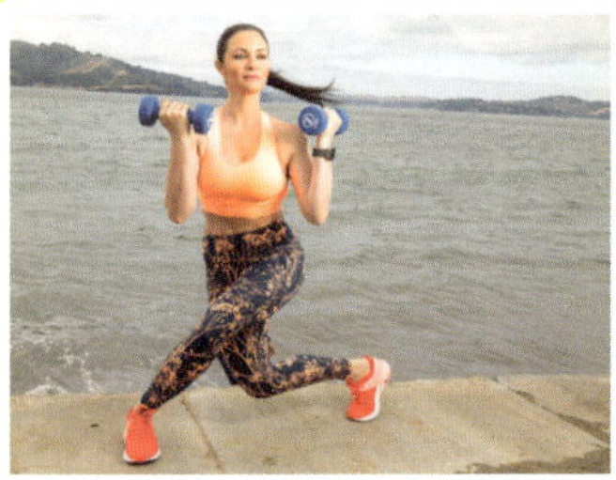

5 | RÉVÉRENCE / POIDS
Jambe gauche derrière
1 MIN 30 SEC REPOS

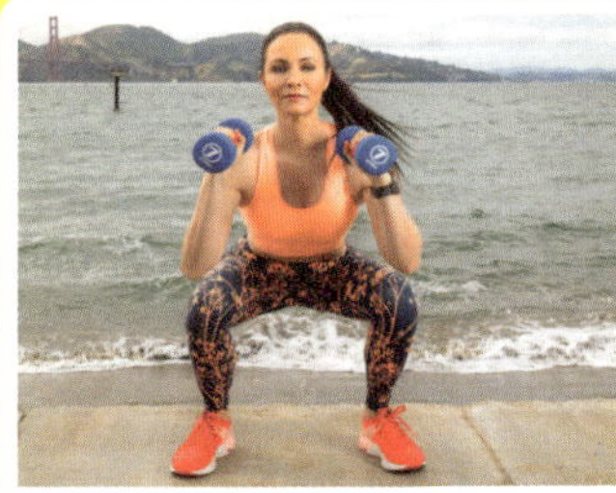

6 | THRUSTER SQUAT
1 MIN 30 SEC REPOS

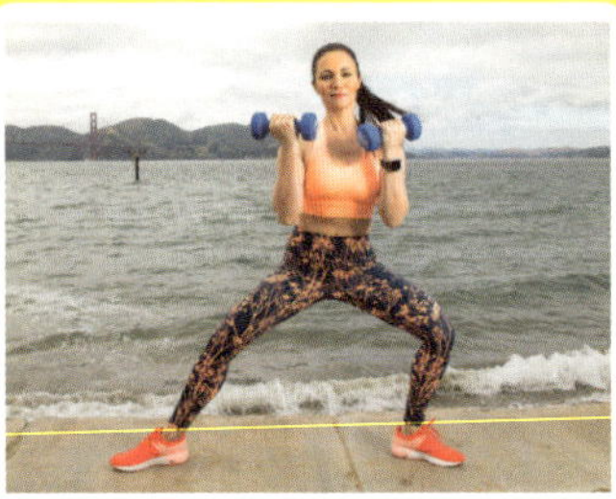

7 | MODIFIED BALLERINA SQUAT
1 MIN 30 SEC REPOS

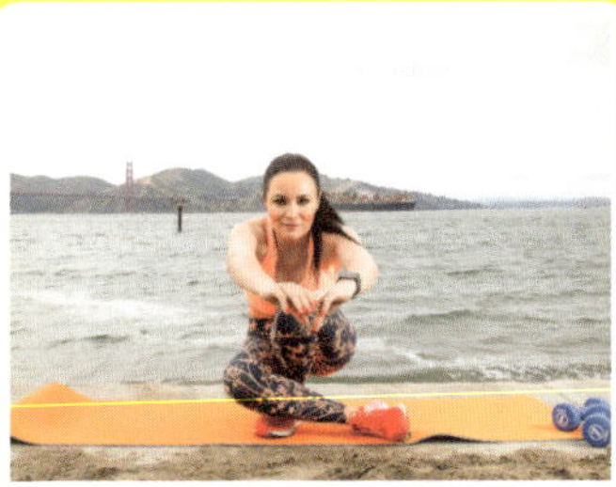

8 | SANS LES MAINS
1 MIN 30 SEC REPOS

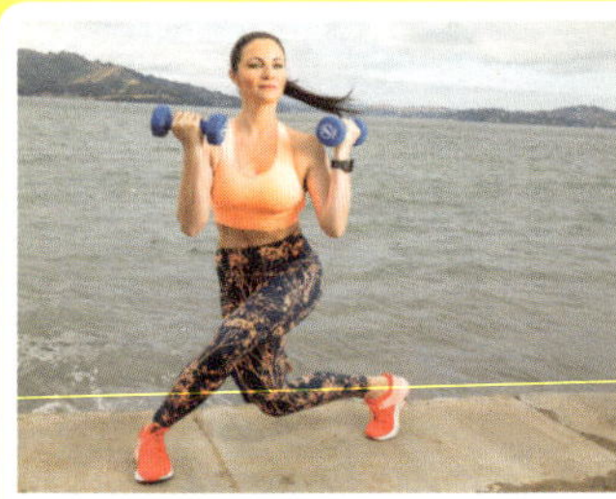

9 | RÉVÉRENCE / POIDS
Jambe droite derrière
1 MIN 30 SEC REPOS

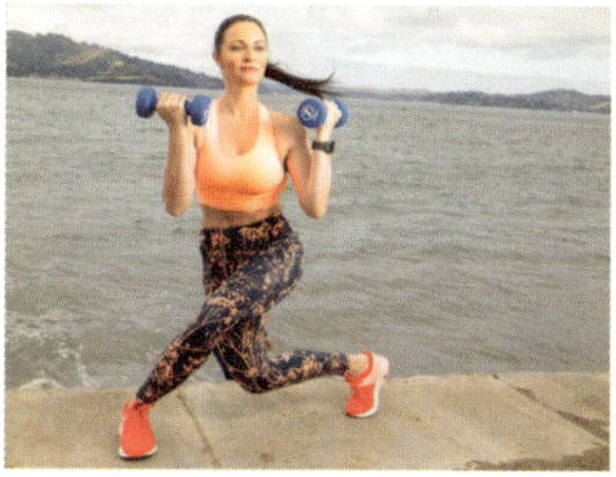

10 I RÉVÉRENCE / POIDS

Jambe gauche derrière

1 MIN 30 SEC REPOS

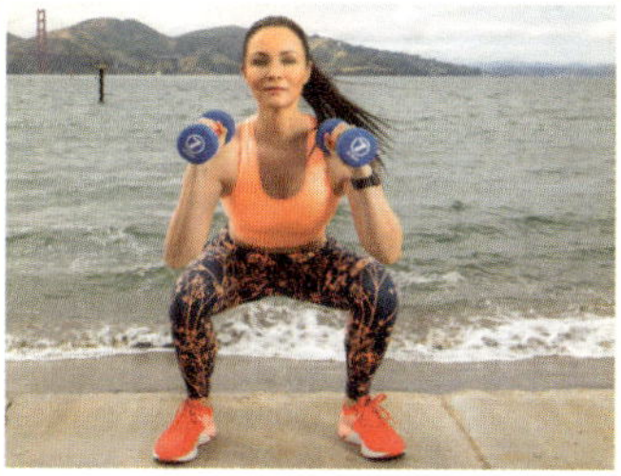

11 I THRUSTER SQUAT

1 MIN 30 SEC REPOS

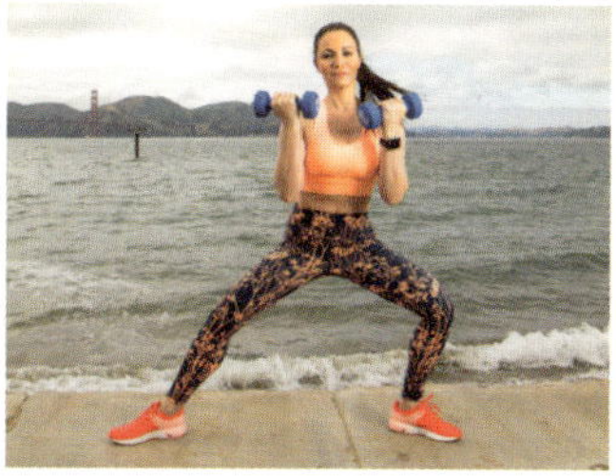

12 I MODIFIED BALLERINA SQUAT

1 MIN 30 SEC REPOS

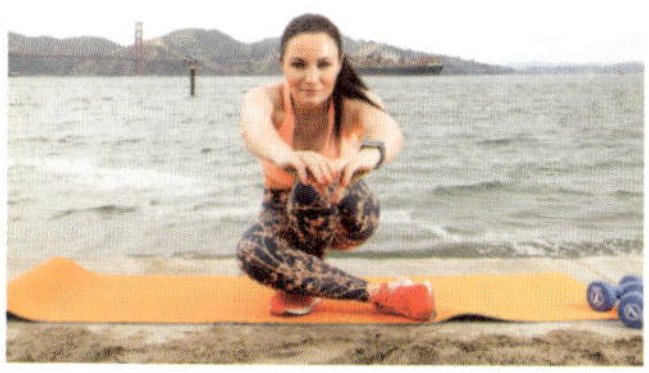

13 I SANS LES MAINS

1 MIN 30 SEC REPOS

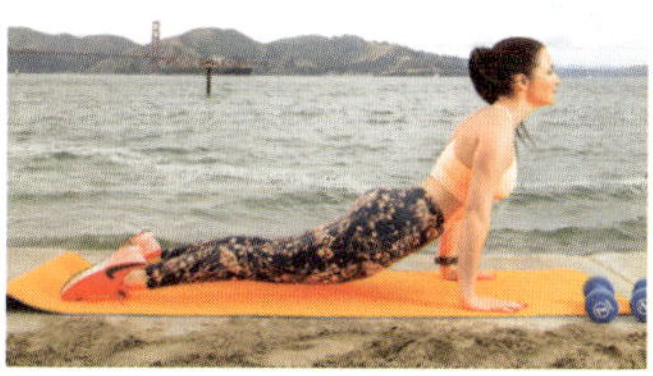

14 I PLANK TO COBRA

1 MIN

MOTIVATION

Être fit n'est pas être mieux que quelqu'un d'autre. C'est être une meilleure version de soi-même.

FITNESS JOUR 15 – ABS DAY

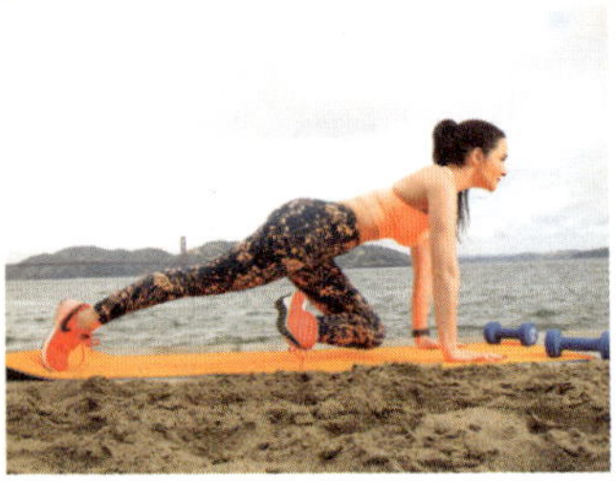

1 | PLANK TO PIGEON

Jambe droite

1 MIN 30 SEC REPOS

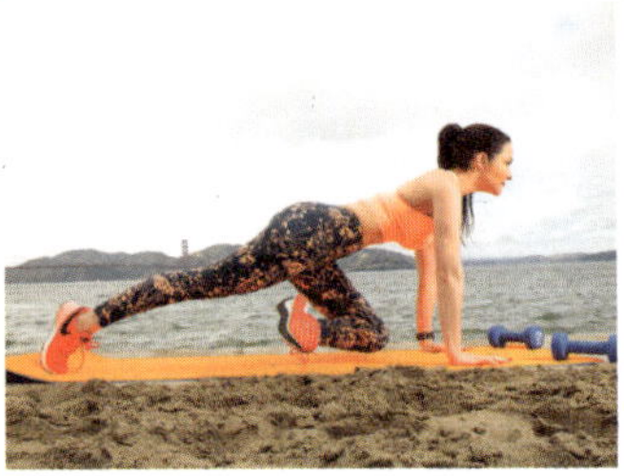

2 | PLANK TO PIGEON

Jambe gauche

1 MIN 30 SEC REPOS

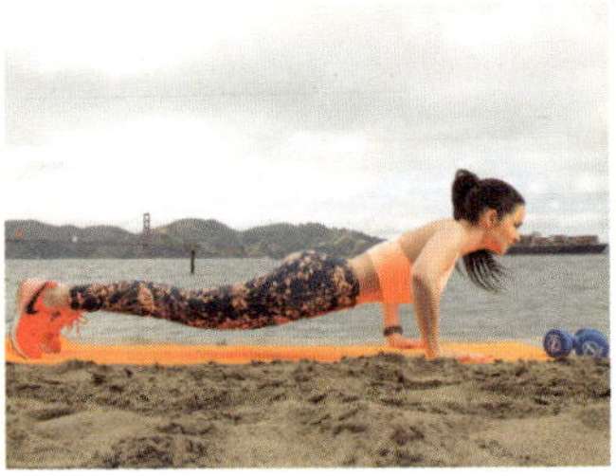

3 | HALF PLANK

1 MIN 30 SEC REPOS

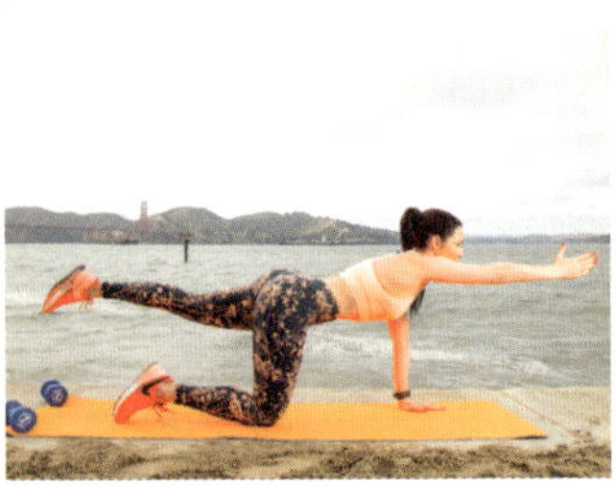

4 | 4 / 2

Jambe droite / Bras gauche

1 MIN 30 SEC REPOS

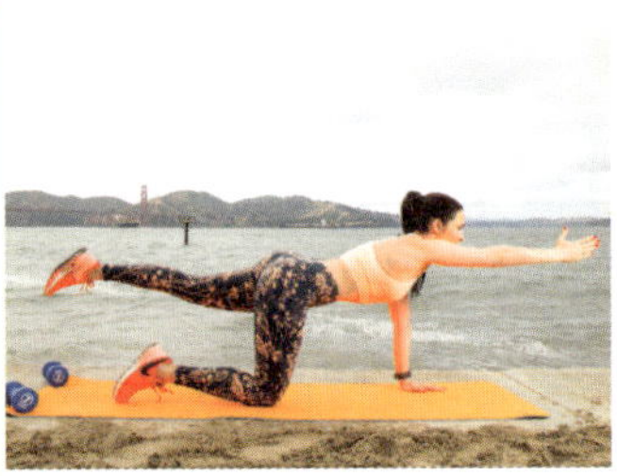

5 | 4 / 2

Jambe gauche / Bras droit

1 MIN 30 SEC REPOS

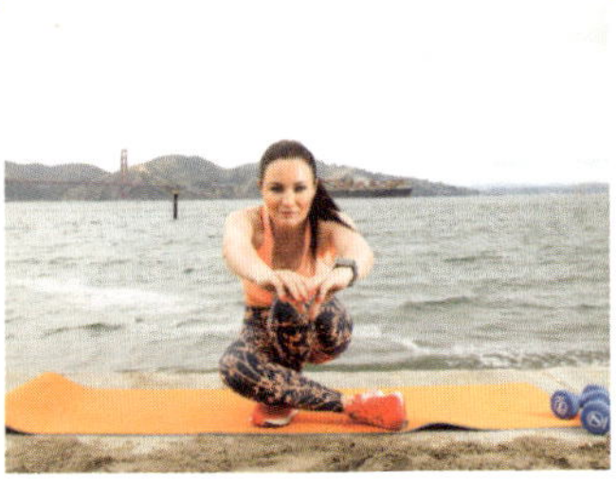

6 | SANS LES MAINS

1 MIN 30 SEC REPOS

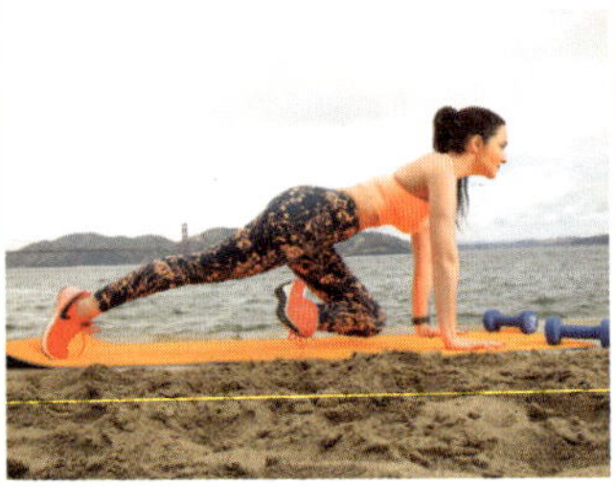

7 | PLANK TO PIGEON

Jambe droite

1 MIN 30 SEC REPOS

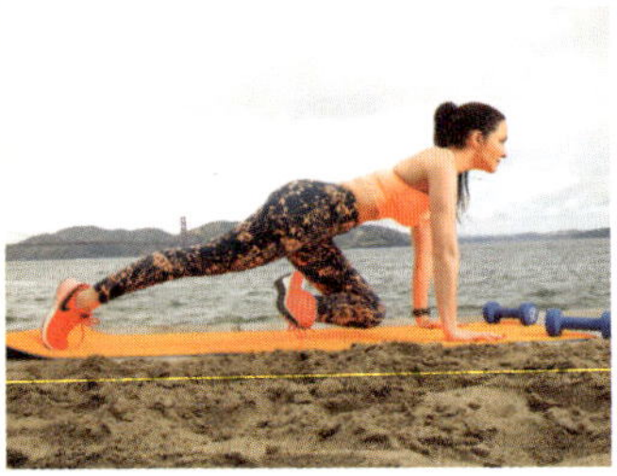

8 | PLANK TO PIGEON

Jambe gauche

1 MIN 30 SEC REPOS

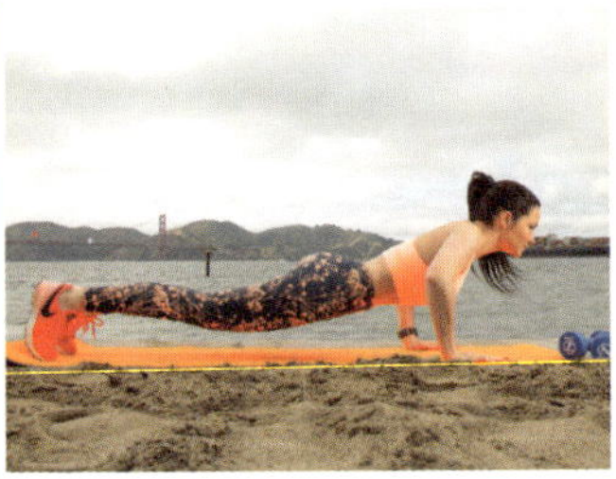

9 | HALF PLANK

1 MIN 30 SEC REPOS

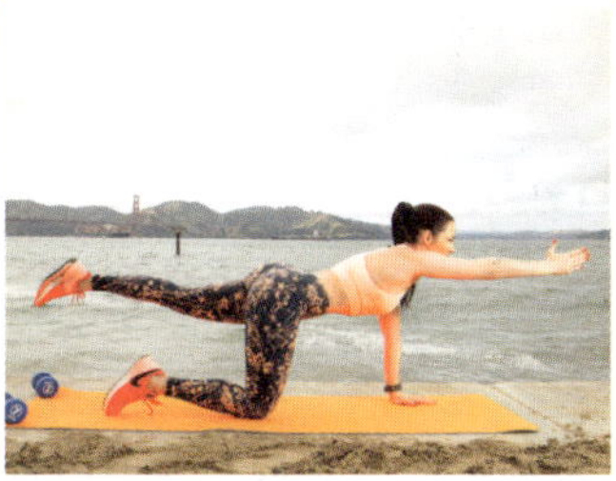

10 | 4/2

Jambe droite / Bras gauche

1 MIN 30 SEC REPOS

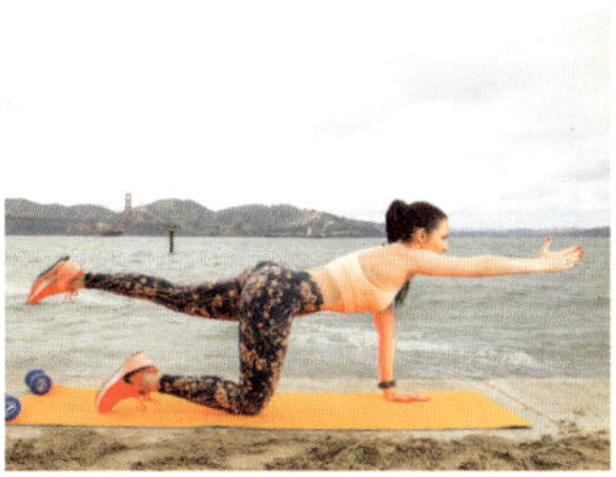

11 | 4/2

Jambe gauche / Bras droit

1 MIN 30 SEC REPOS

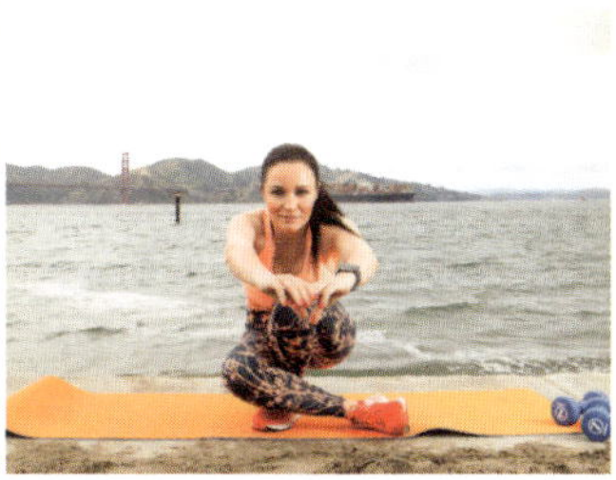

12 | SANS LES MAINS

1 MIN 30 SEC REPOS

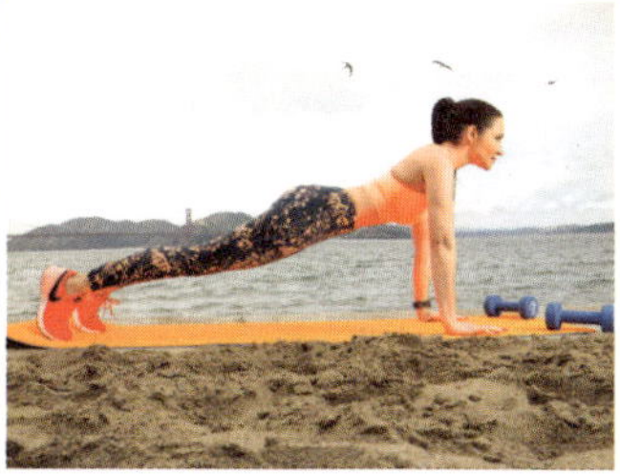

13 | PLANCHE CLASSIQUE

1 MIN 30 SEC REPOS

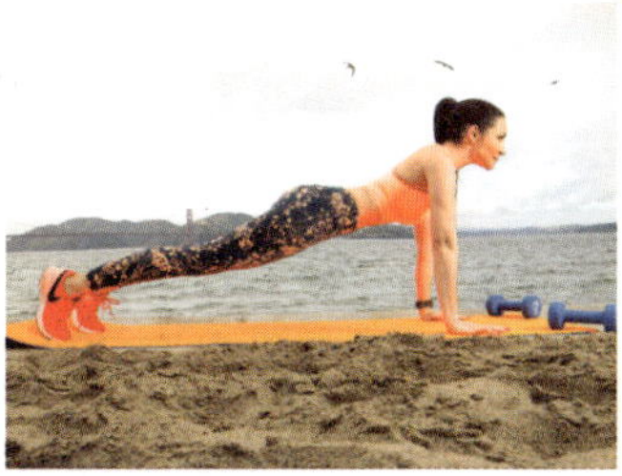

14 | PLANCHE CLASSIQUE

1 MIN

MOTIVATION

**L'exercice est le roi, la nutrition la reine.
Mettez-les ensemble et vous avez un royaume.**

LISTE DES EXERCICES

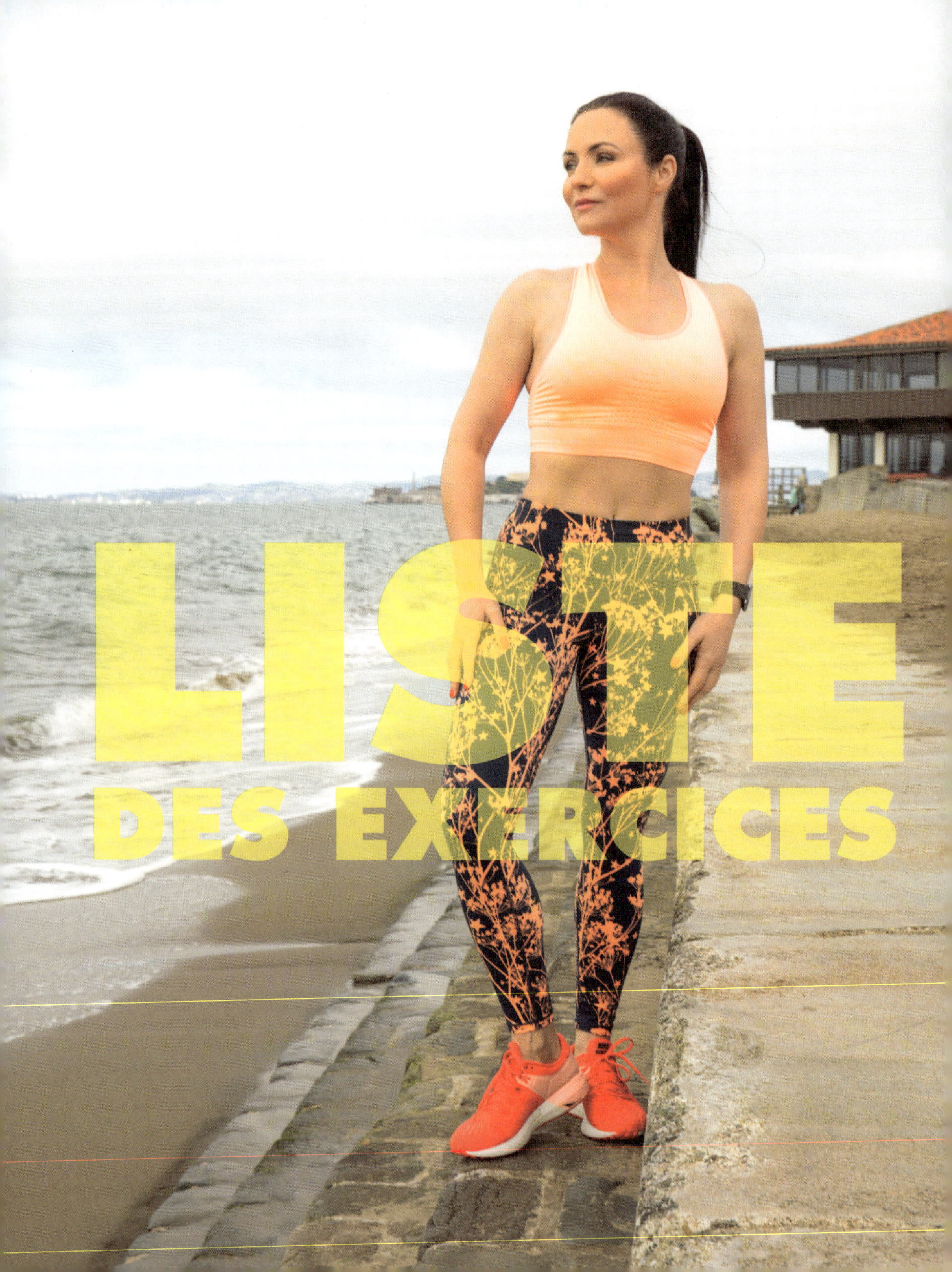

LISTE DES EXERCICES

CORSICAN STAND-UP
DEADLIFTS
FARMER'S CARRY
FISHERMAN ROW
HALF PLANK
KILLER PRESS
4/2
LE MARTEAU COUCHÉ
MODIFIED BALLERINA SQUAT
MODIFIED L SIT
ONE-LEGGED DEADLIFT
PLANCHE CLASSIQUE
PLANK TO COBRA
PLANK TO PIGEON
PLANK ROW
RÉVÉRENCE AVEC POIDS
SANS LES MAINS
SIDE LEG+ARM LIFT
SUMO DEADLIFT
THRUSTER SQUAT
WAITER'S WALK

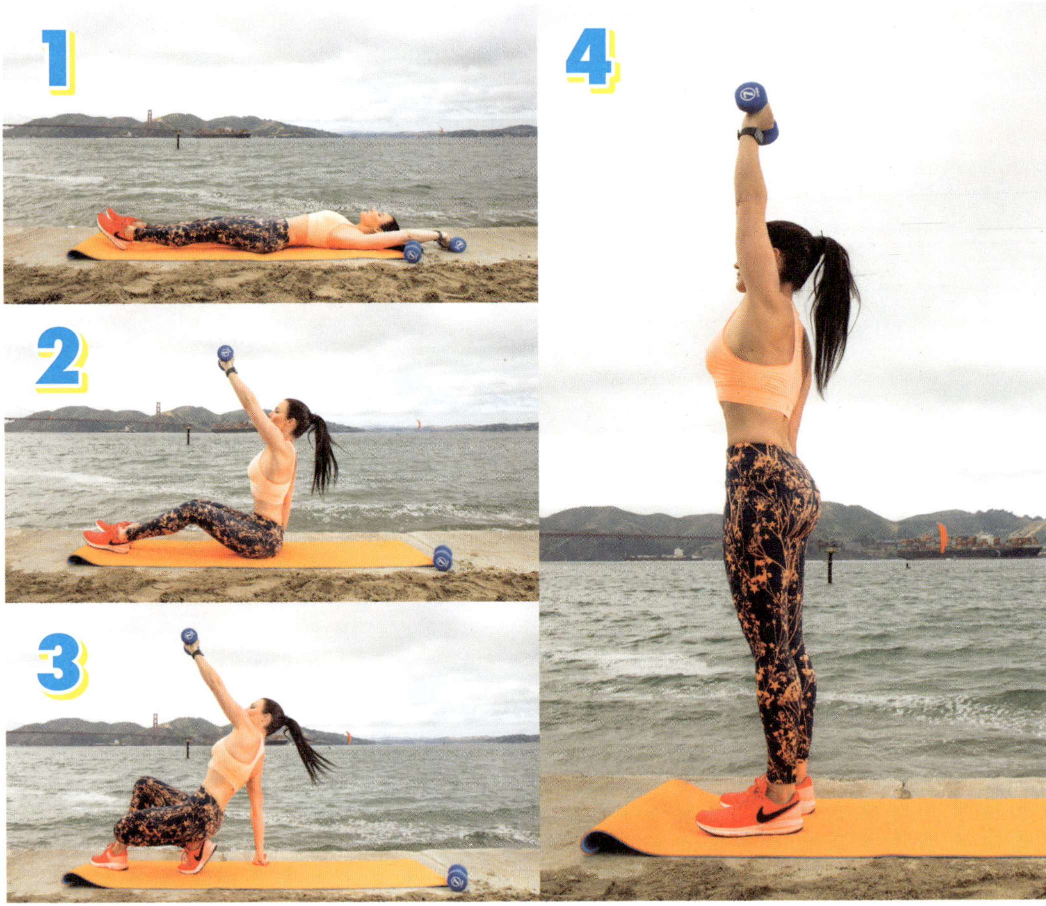

CORSICAN STAND-UP

Une variante du fameux TGU mais à ma façon !

- Allongez-vous sur le tapis, un bras le long du corps et l'autre tendu au-dessus de la tête tenant un poids (pas trop lourd).
- Tout en gardant le bras au-dessus de la tête, relevez-vous puis revenez en position de départ.

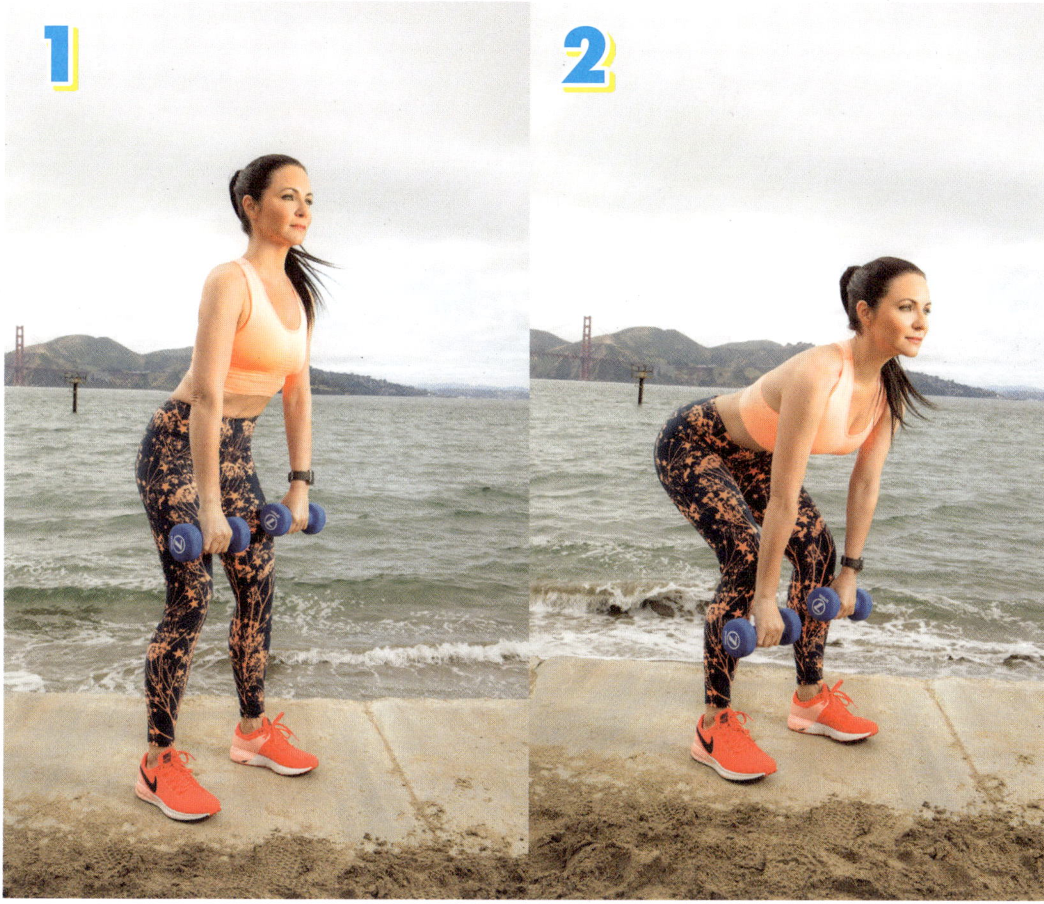

DEADLIFTS

- Choisissez des poids plus lourds que la normale pour bien vous pousser.
- Debout, les jambes écartées de la largeur des épaules, le dos droit, les bras tendus et les poids devant vous.
- Faites glisser les poids vers le sol en suivant la ligne de vos cuisses, genoux et mollets en pliant légèrement les genoux.
- Remontez doucement en position de départ puis recommencez.

1

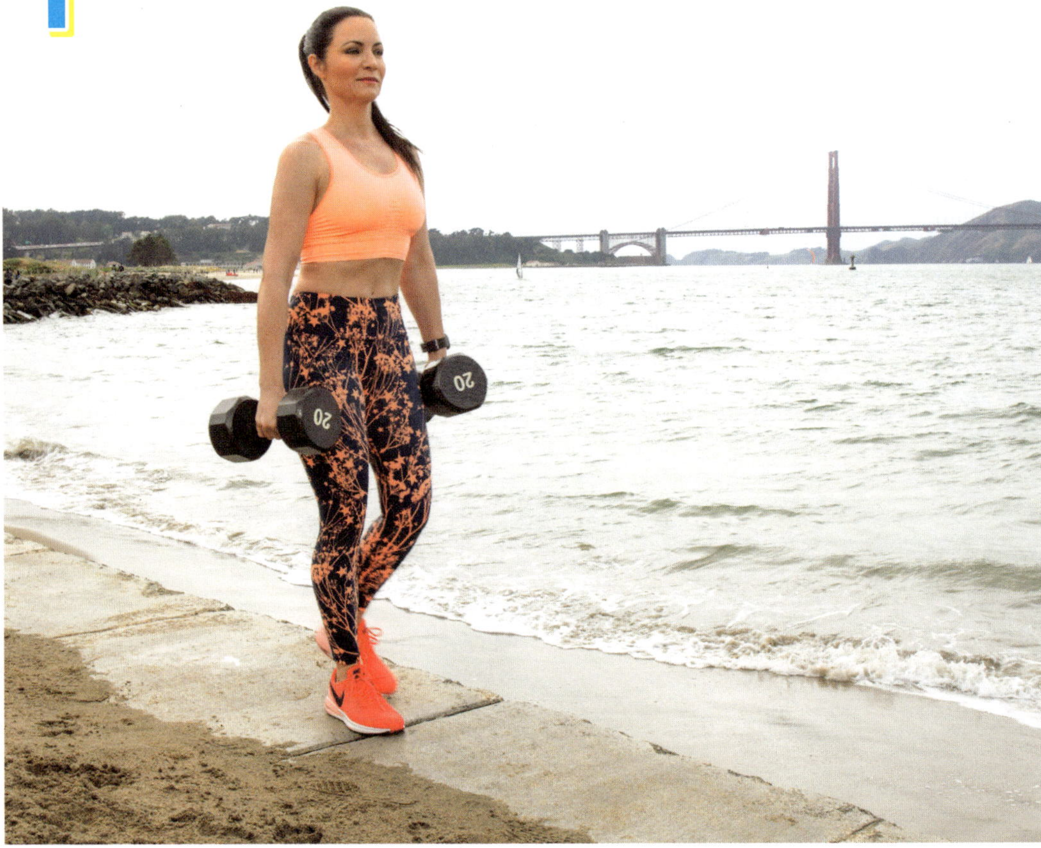

FARMER'S CARRY

Attention : pour que cet exercice fonctionne il vous faut utiliser des poids les plus lourds possibles. Pour ma part, je prends 10 kg par côté.

➩ En position debout, vous saisir des poids. En gardant les bras tendus le long de votre corps, marchez pendant 1 minute.

➩ Ce qui vous paraîtra relativement aisé au début deviendra infernal après 30 secondes.

➩ Tenez bon !

1

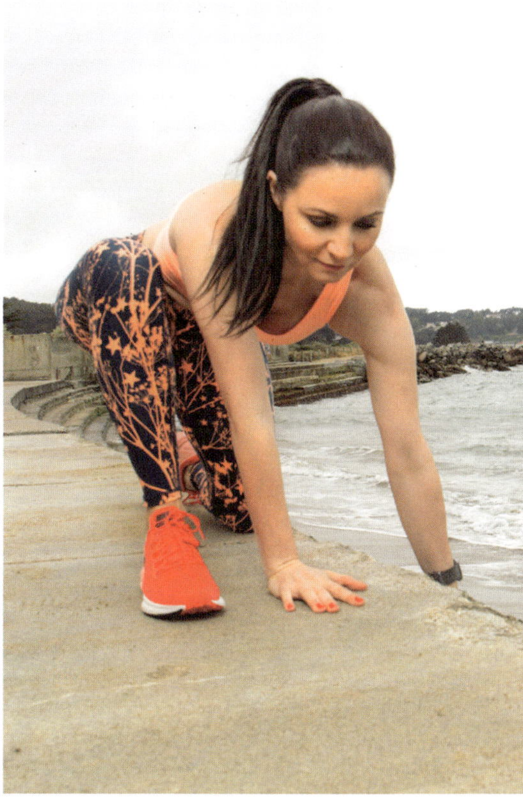

2

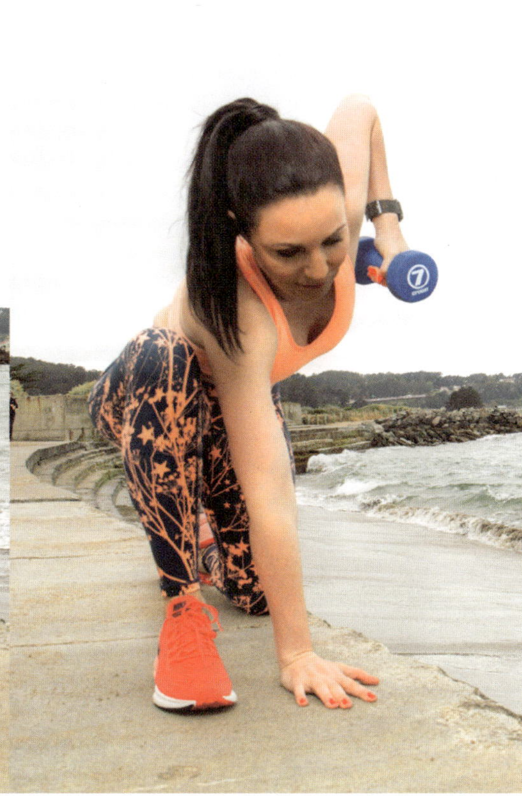

FISHERMAN ROW

Ce mouvement copie celui d'un pêcheur qui remonte son filet de pêche.

- Se mettre en appui sur un genou et l'autre jambe pliée devant.
- Le bras du même côté que le genou par terre doit pouvoir descendre plus bas que le genou (vous pouvez vous installer comme moi, sur une chaise, un banc, au bord de la baignoire ou si vous êtes à la plage, vous pouvez creuser un trou !).
- Remontez le poids le plus haut possible.
- Répétez pendant une minute par côté.

1

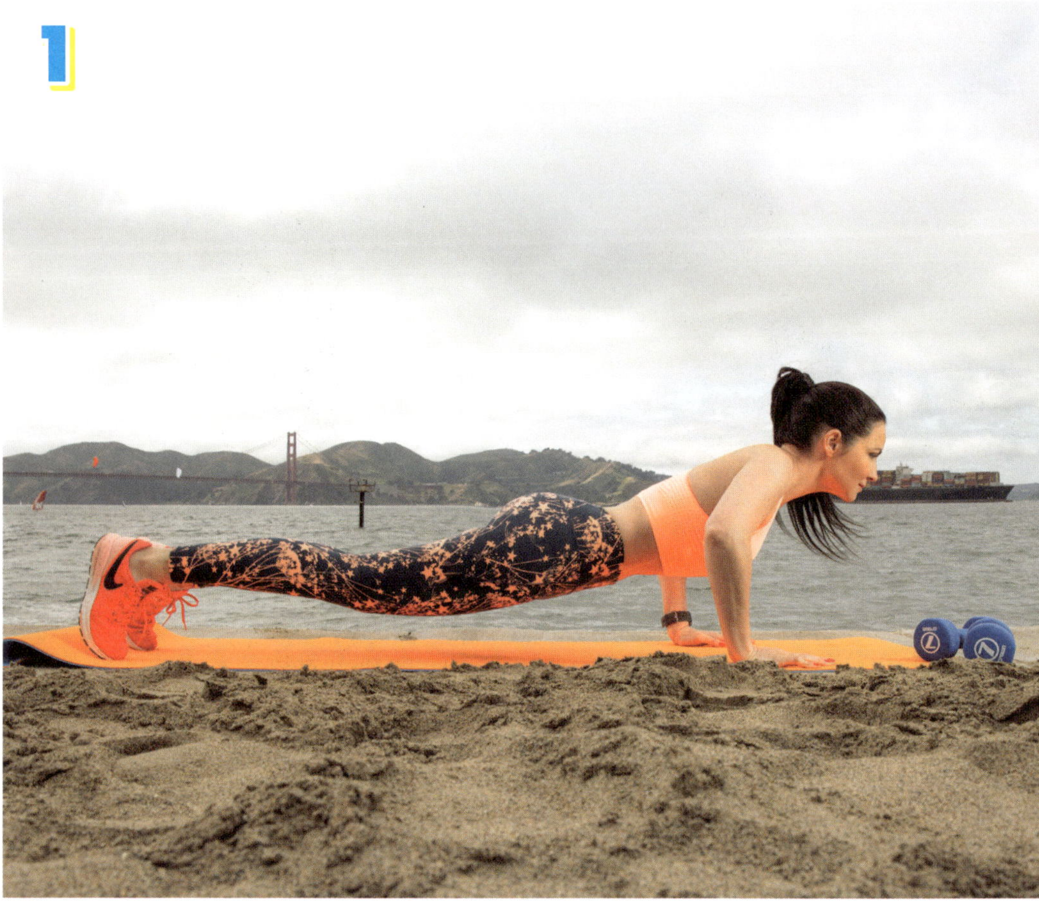

HALF PLANK

➩ Démarrez en position planche classique puis descendez comme si vous alliez faire une pompe mais en vous arrêtant à mi-chemin.

➩ Tenez la position sans bouger pendant 1 minute.

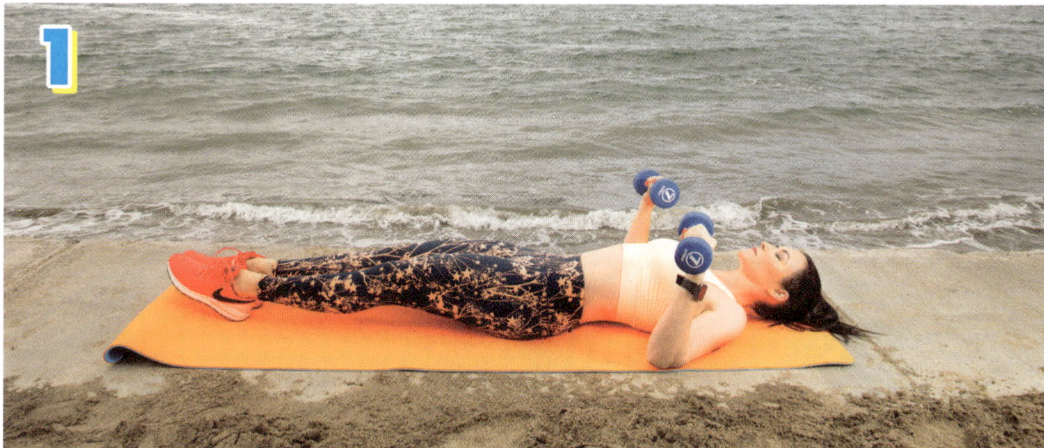

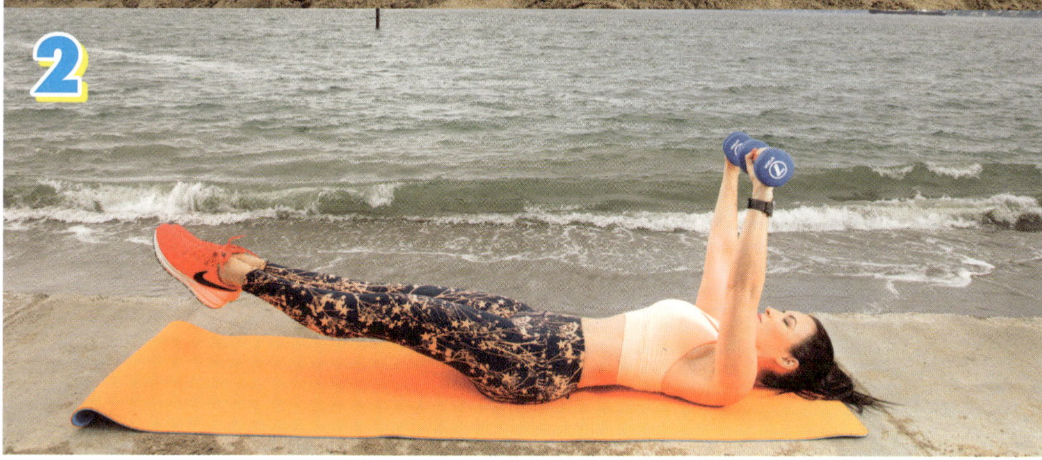

KILLER PRESS

➪ Allongée sur le tapis, les épaules bien posées sur le sol, les jambes légèrement relevées de 2 centimètres.

➪ Poussez les poids vers le ciel et redescendez-les puis recommencez.

Si tenir les jambes à ras-le-sol est trop difficile ou vous fait mal au dos, vous avez deux alternatives :

- **Les poser à chaque répétition**
- **Les mettre en position équerre (les genoux sont fléchis à angle droit)**

Et vous pouvez aussi faire un mix des deux : passer des jambes tendues aux genoux fléchis.

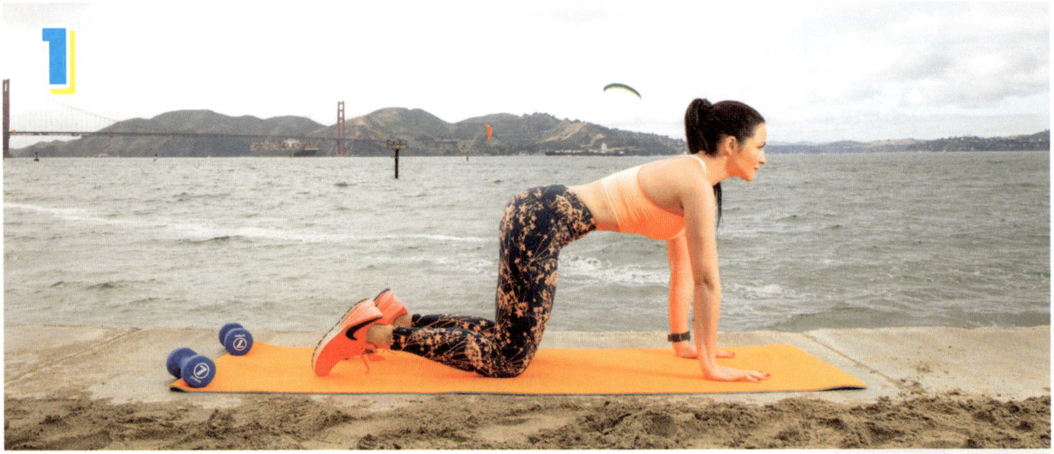

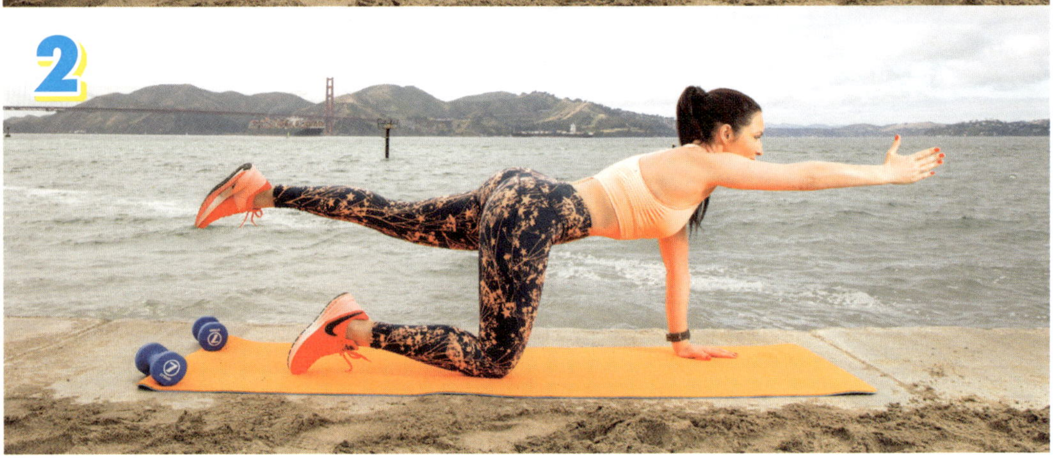

4 / 2

➩ Mettez-vous à quatre pattes.

➩ Tendez la jambe droite vers l'arrière tout en tendant le bras gauche.

➩ Tenez une seconde puis revenez en position de départ et changez de côté.

Si vous êtes déjà très tonique, mettez des poids aux chevilles.

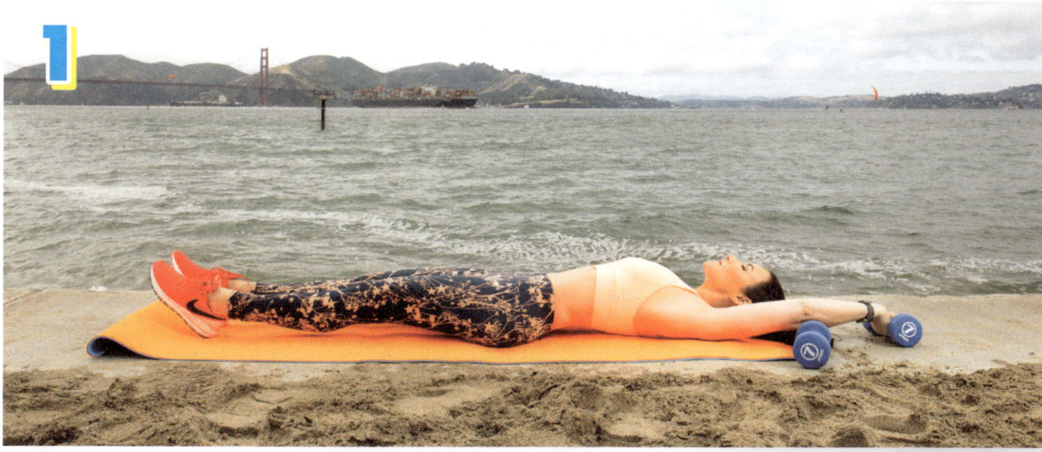

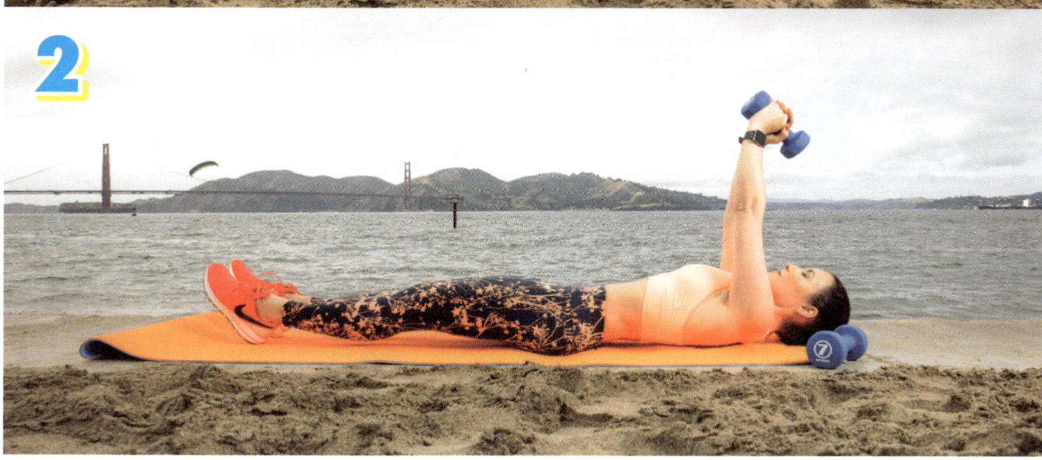

LE MARTEAU COUCHÉ

➪ Allongez-vous sur le tapis, les bras tendus au-dessus de la tête en tenant un poids (je prends 5 kg).

➪ Inspirez puis en expirant ramenez le poids, en gardant toujours les bras tendus, vers la verticale (ou plus bas si vous le pouvez).

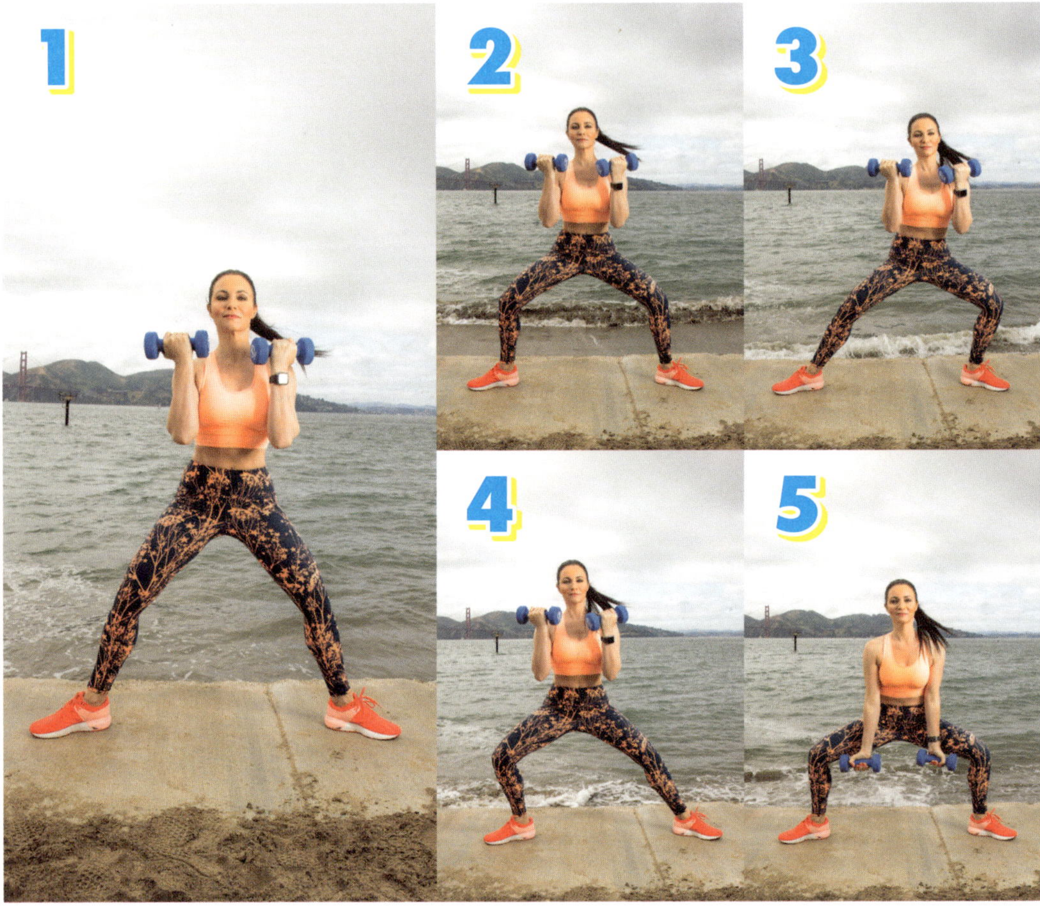

MODIFIED BALLERINA SQUAT

Une version modifiée et bien plus intense d'un exercice que j'adore tout particulièrement.

➩ Choisissez des poids plus lourds que la normale pour bien vous pousser.

➩ Tenez les poids devant vous, bras repliés.

➩ Descendez en demi-ballerina squat puis déplacez votre centre de gravité vers la gauche, puis vers la droite, puis revenez au centre, descendez plus bas en abaissant les poids.

➩ Redressez-vous en ramenant les poids en position de départ.

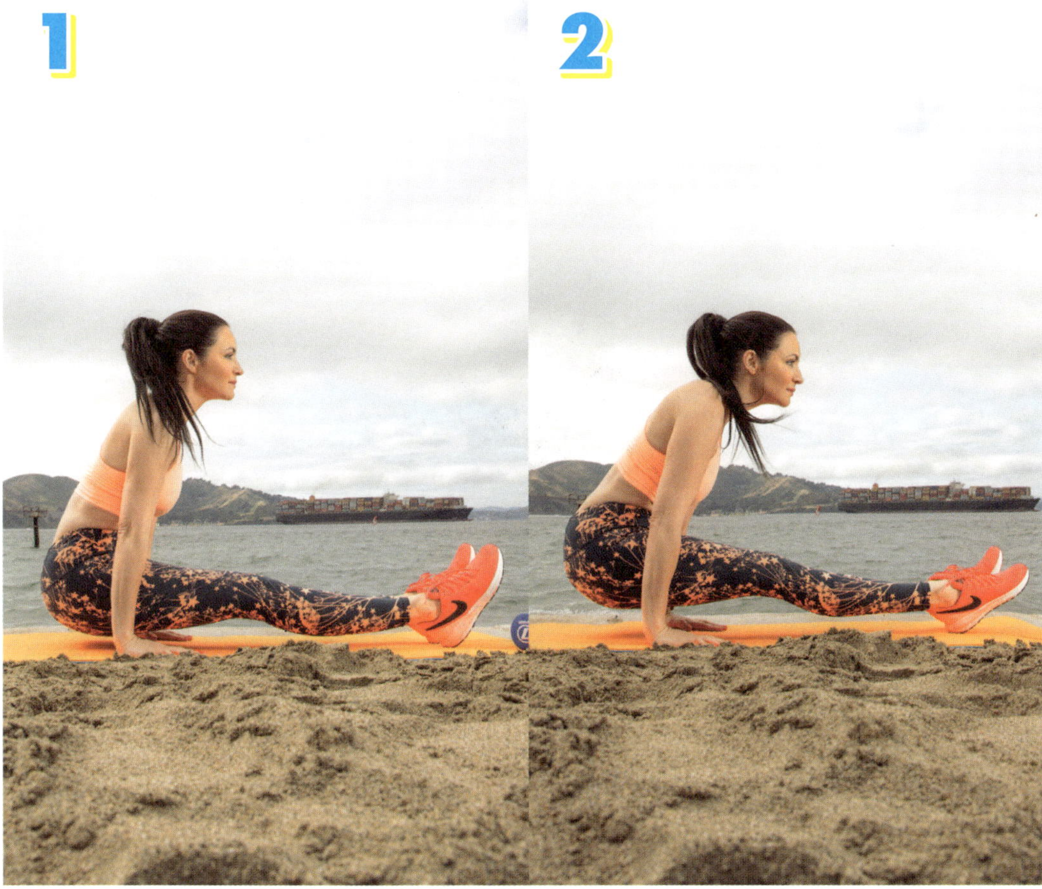

MODIFIED L SIT

➪ Asseyez-vous en équerre : jambes tendues devant vous et pieds flex. Les mains sont posées de chaque côté de vos fesses.

➪ Soulevez vos fesses du tapis très légèrement puis reculez votre corps tout entier vers l'arrière sans que les mains ne bougent.

Attention, on parle de 1 ou 2 centimètres de mouvement, pas plus.

➪ Revenez en position de départ et recommencez.

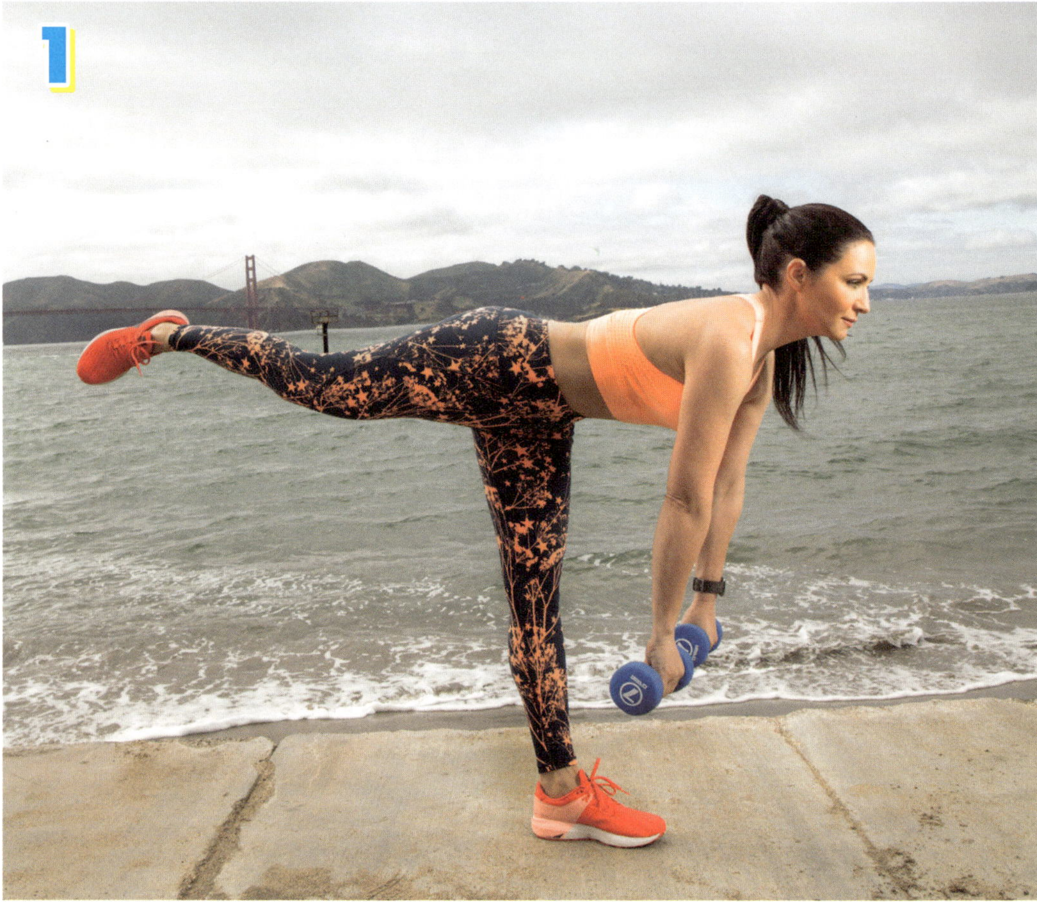

ONE-LEGGED DEADLIFT

➪ Choisissez des poids plus lourds que la normale pour bien vous pousser.

➪ Debout, en appui sur la jambe droite, le dos droit, les bras tendus et les poids devant vous.

➪ Faites glisser les poids vers le sol en suivant la ligne de vos cuisses, genoux et mollets en pliant légèrement le genou droit tout en levant la jambe gauche à l'horizontale.

➪ Revenez doucement en position de départ puis recommencez avec l'autre jambe.

1

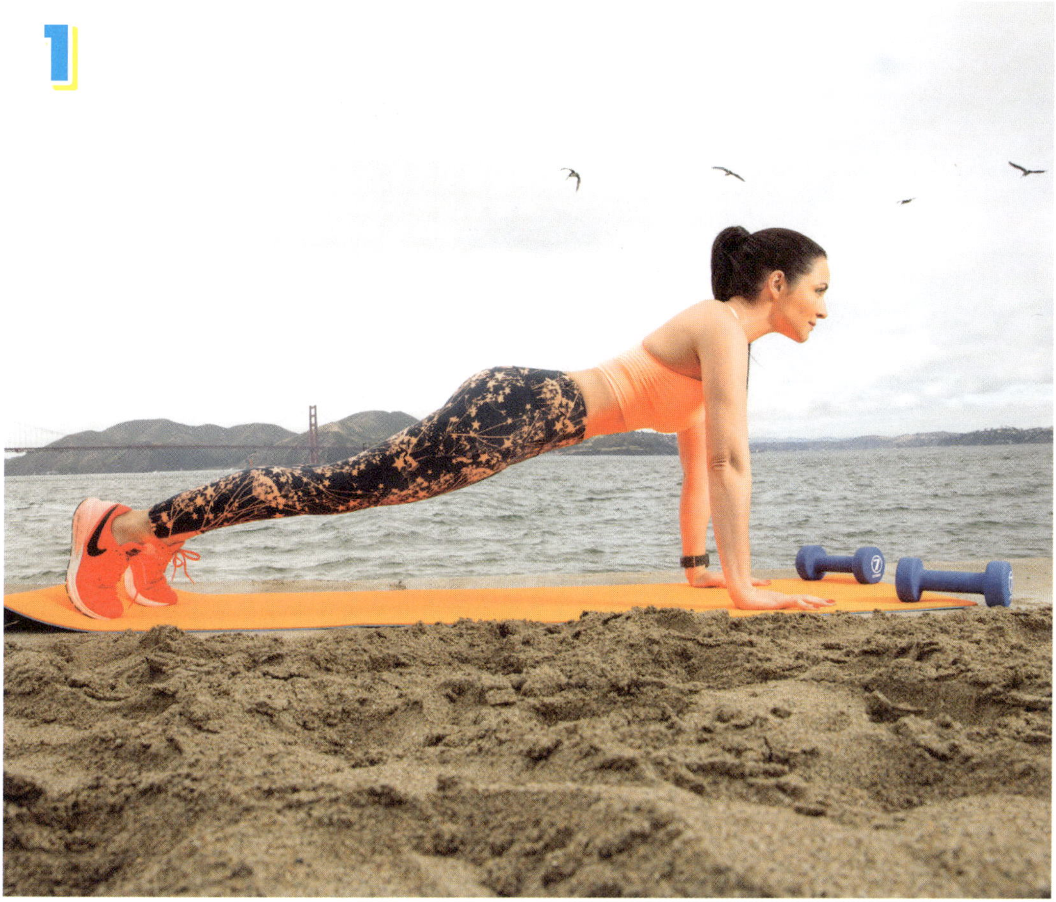

PLANCHE CLASSIQUE

➩ Votre corps raide comme une planche, le ventre tenu, tenez en appui sur vos mains, les bras tendus, et sur vos pointes de pieds.

Attention : ne vous cambrez pas ! Garder les fesses un peu relevées ne vous fera pas mal au dos alors qu'une cambrure, si.

Si vous avez les poignets fragiles, prenez appui sur vos coudes.

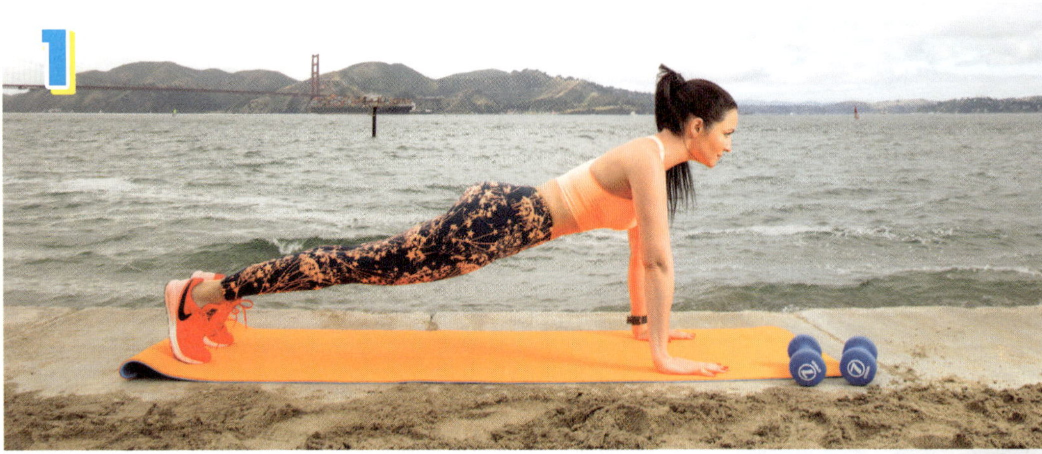

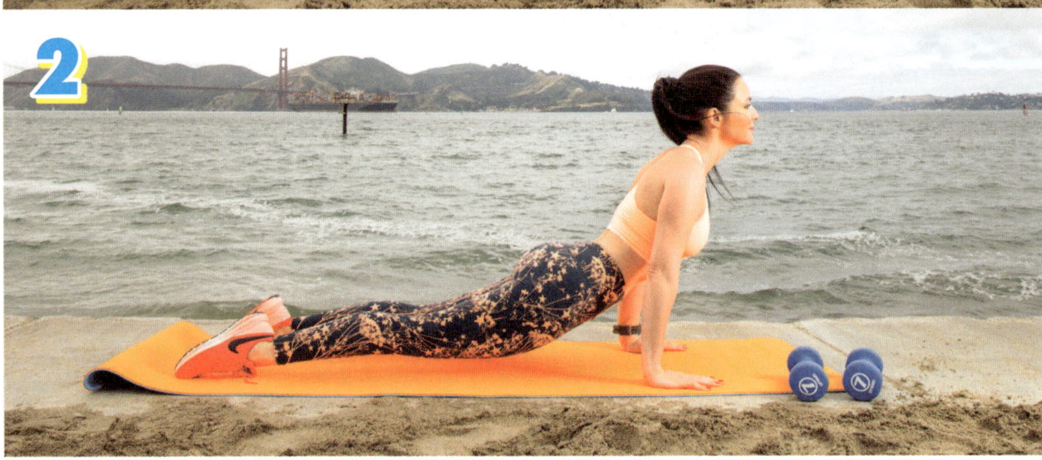

PLANK TO COBRA

➪ Démarrez en position de la planche, fléchissez vos bras tout en poussant votre corps vers l'avant avec vos pieds.

➪ Cambrez-vous en même temps pour arriver à la position du cobra.

➪ Revenez en position de départ.

N'allez pas trop vite et prenez votre temps pour cet exercice.

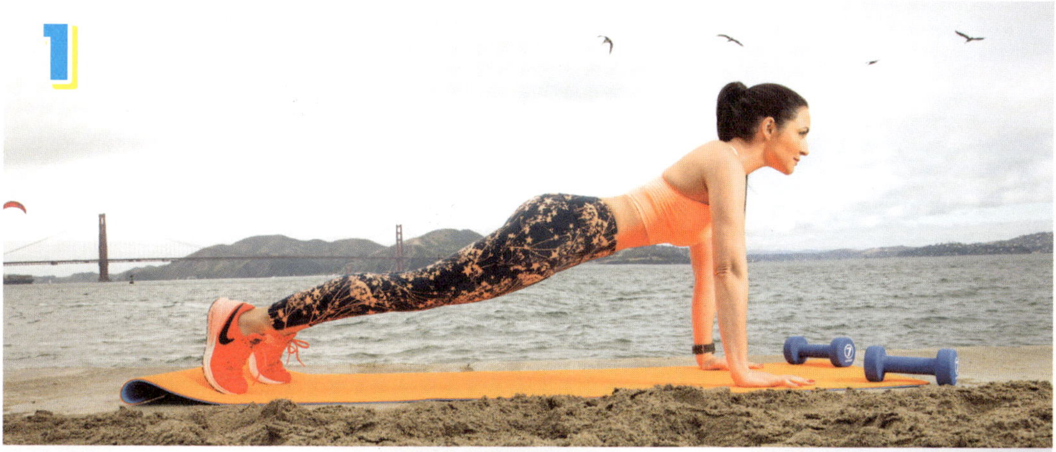

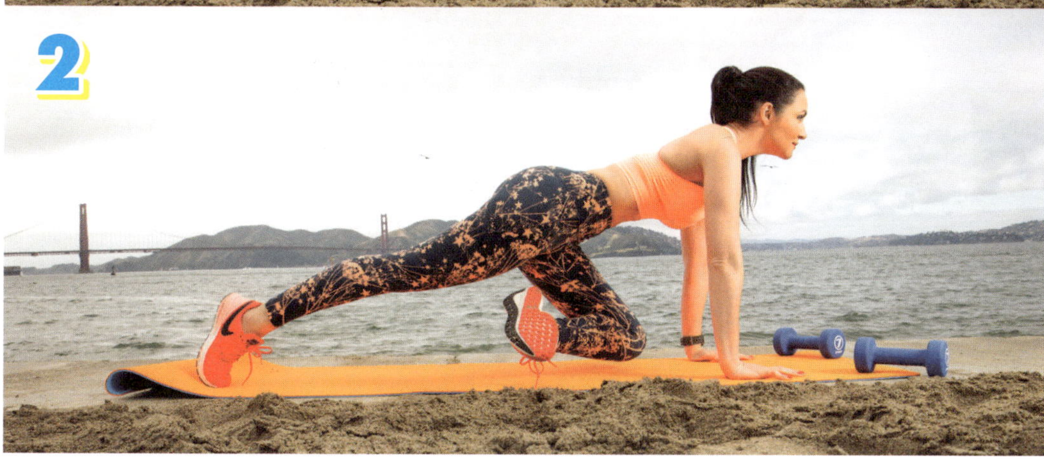

PLANK TO PIGEON

- Démarrez en position de planche, le ventre rentré et le dos droit.
- En restant en appui sur une jambe, amenez le genou vers l'intérieur sans poser le pied puis revenez en position de départ.
- Changez de jambe.

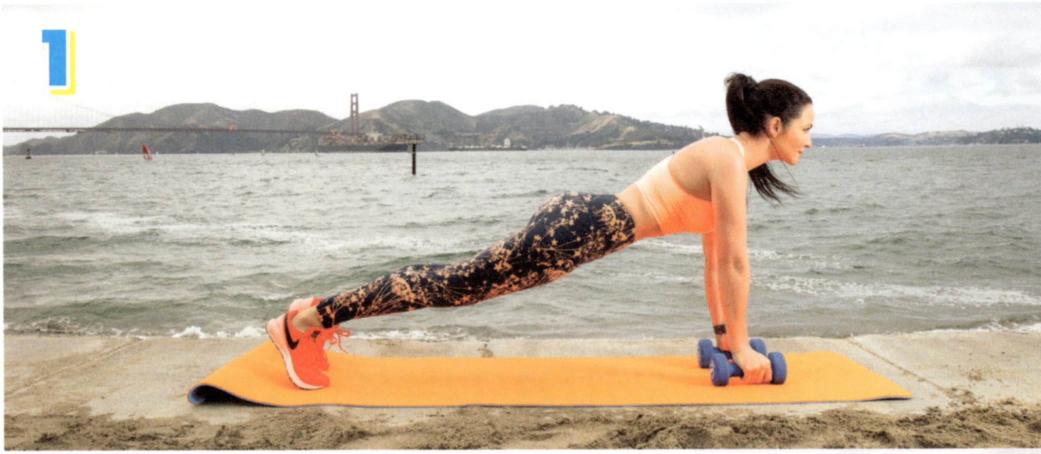

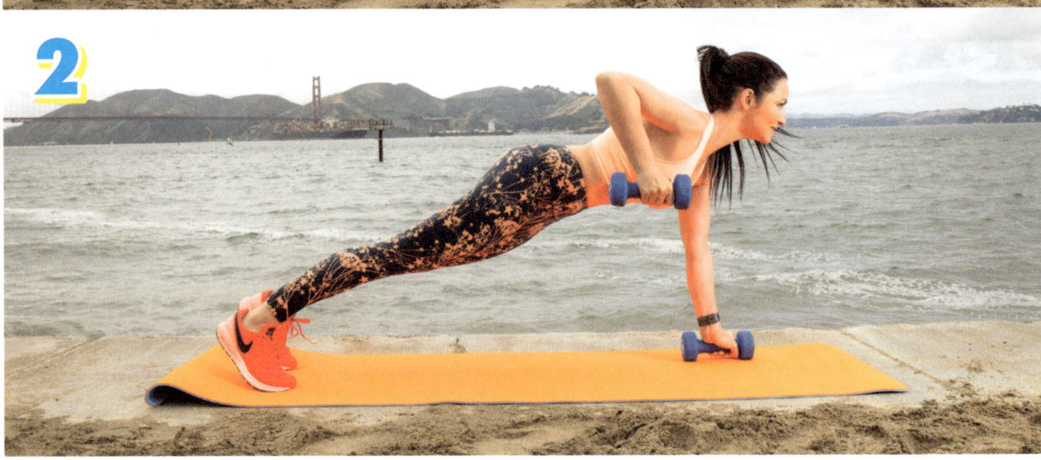

PLANK ROW

➩ Démarrez en planche. En appui sur la main gauche, soulevez le poids de la main droite 5 fois puis changez de côté. Gardez bien le ventre tonique et ne vous cambrez pas.

➩ Continuez d'alterner jusqu'à ce que la minute soit écoulée.

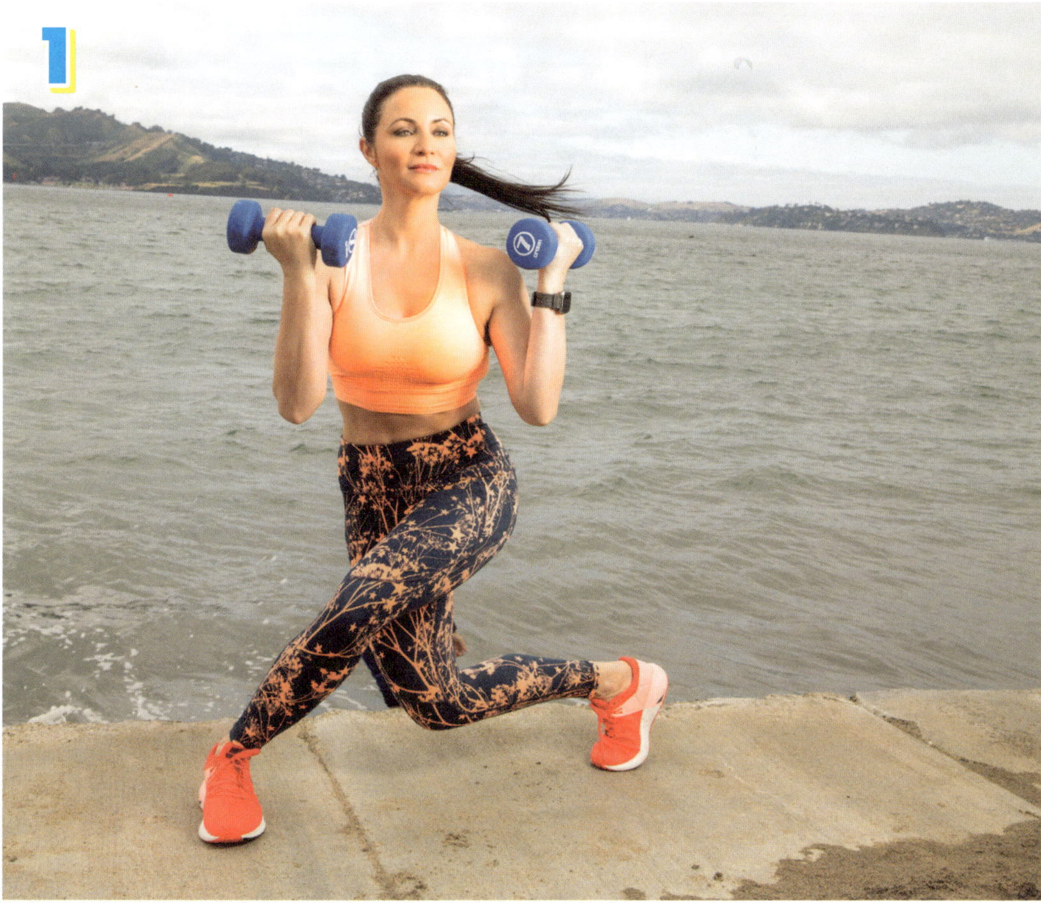

RÉVÉRENCE / POIDS

- Choisissez des poids plus lourds que la normale pour bien vous pousser.
- Démarrez en position debout, les jambes parallèles et écartées de la largeur des épaules, les bras tendus vers le sol.
- Faites une révérence sur le côté gauche tout en remontant les poids.

Descendez bien bas.

- Revenez en position de départ puis répétez de l'autre côté.

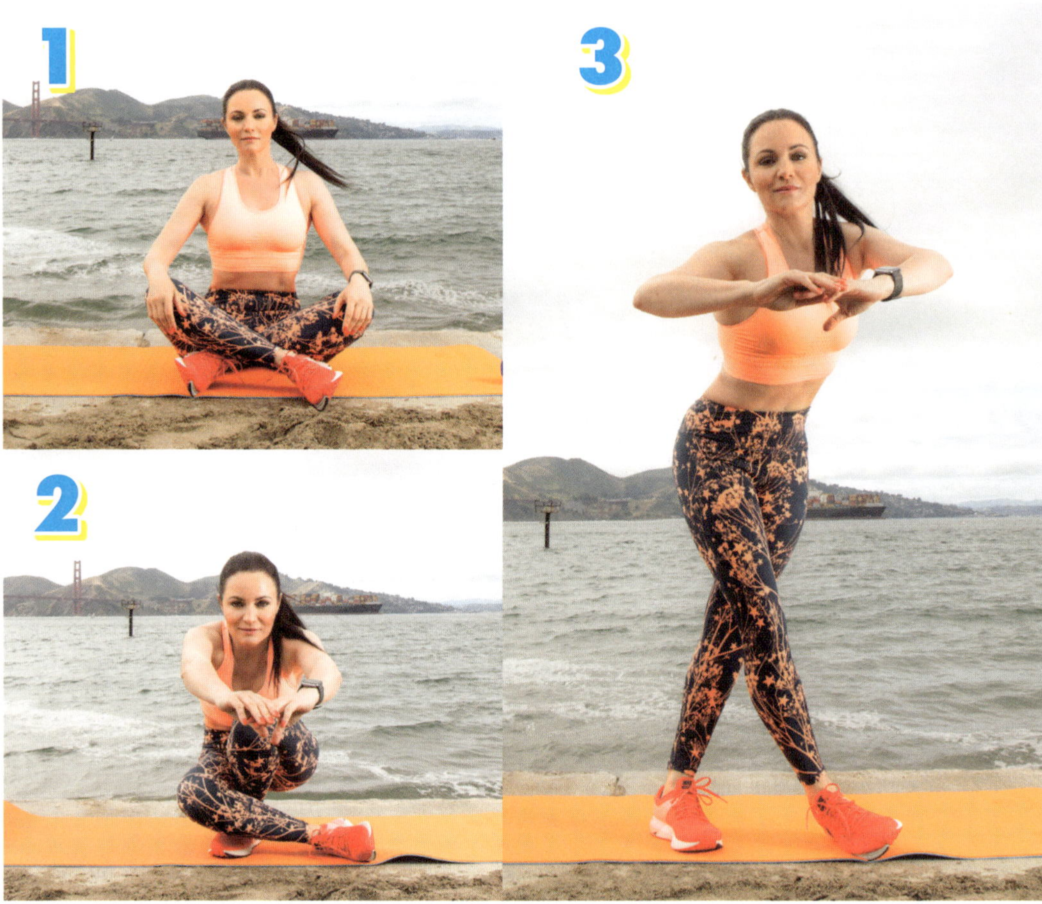

SANS LES MAINS

- Asseyez-vous sur le tapis en tailleur.
- Relevez-vous sans utilisez vos mains puis revenez en position de départ.

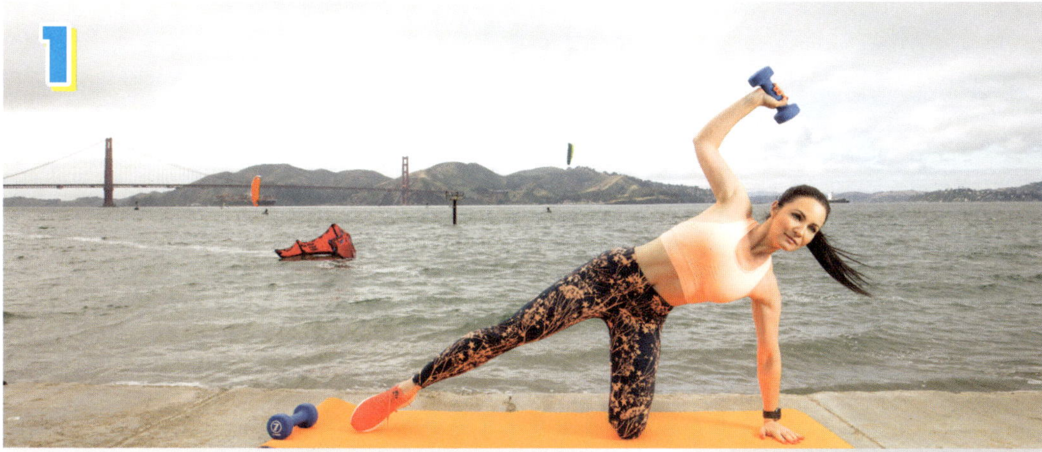

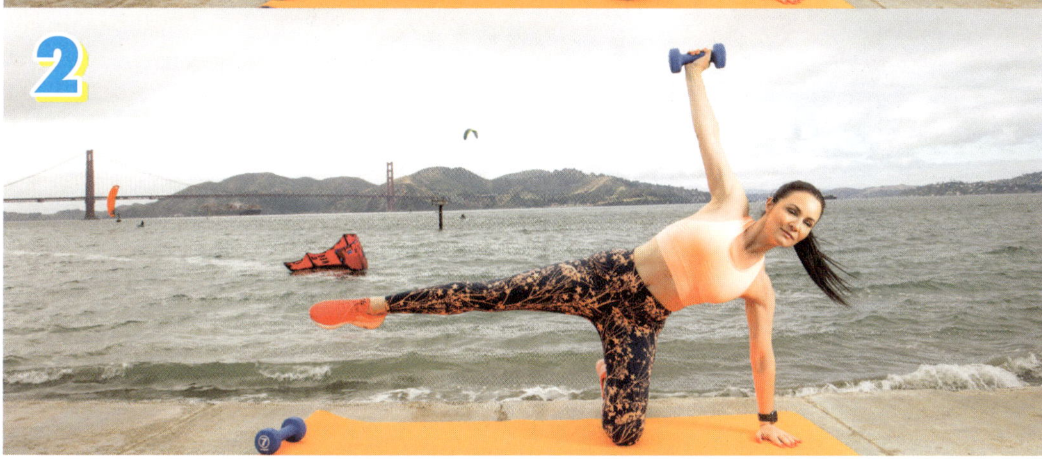

SIDE LEG + ARM LIFT

Un de mes exercices composites préférés !

➪ En appui sur un genou, la jambe opposée tendue pied en pointe, une main au sol pour stabiliser et l'autre au ciel tenant un poids.

➪ En levant la jambe tendue à l'horizontale, relevez le poids.

➪ Puis revenez en position de départ.

➪ Tenez bien votre ventre et ne vous cambrez pas.

➪ Faites 1 minute par côté.

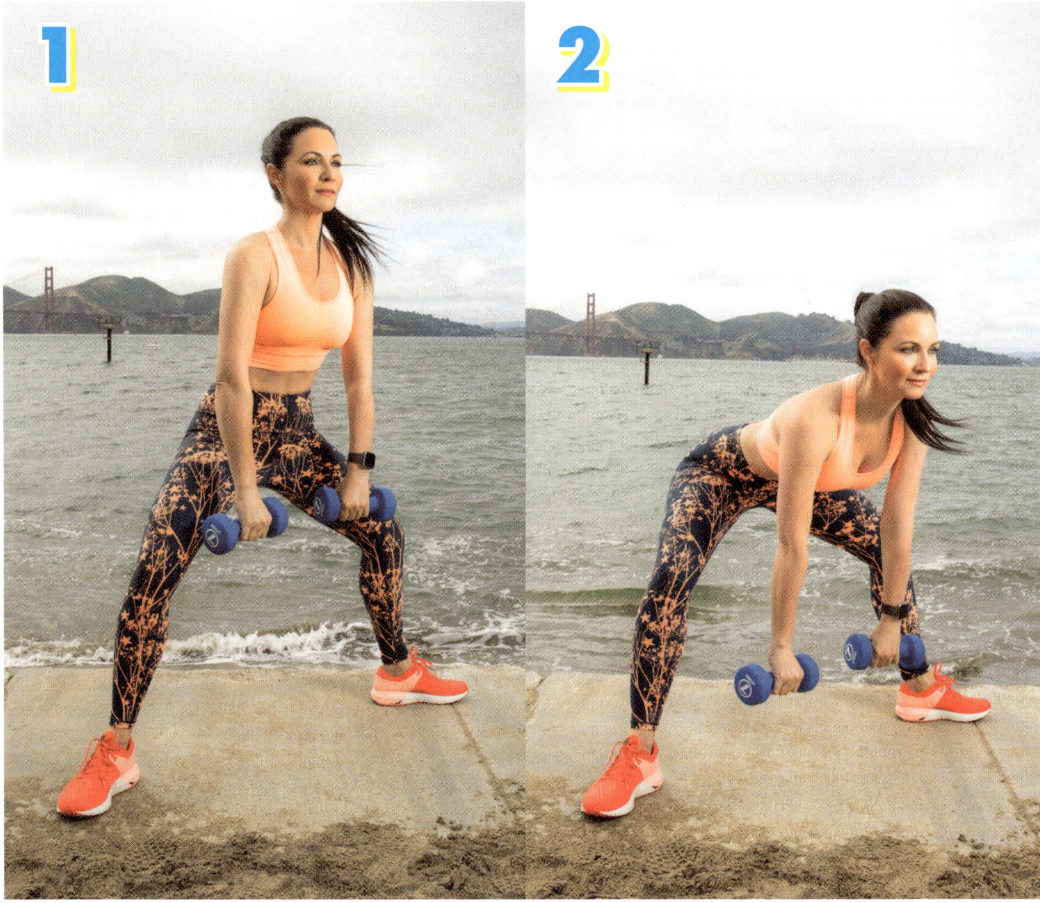

SUMO DEADLIFT

- Les jambes très écartées (comme pour un sumo squat), penchez-vous vers l'avant en faisant descendre vos poids vers le sol et en fléchissant les genoux.
- Ne vous cambrez pas.

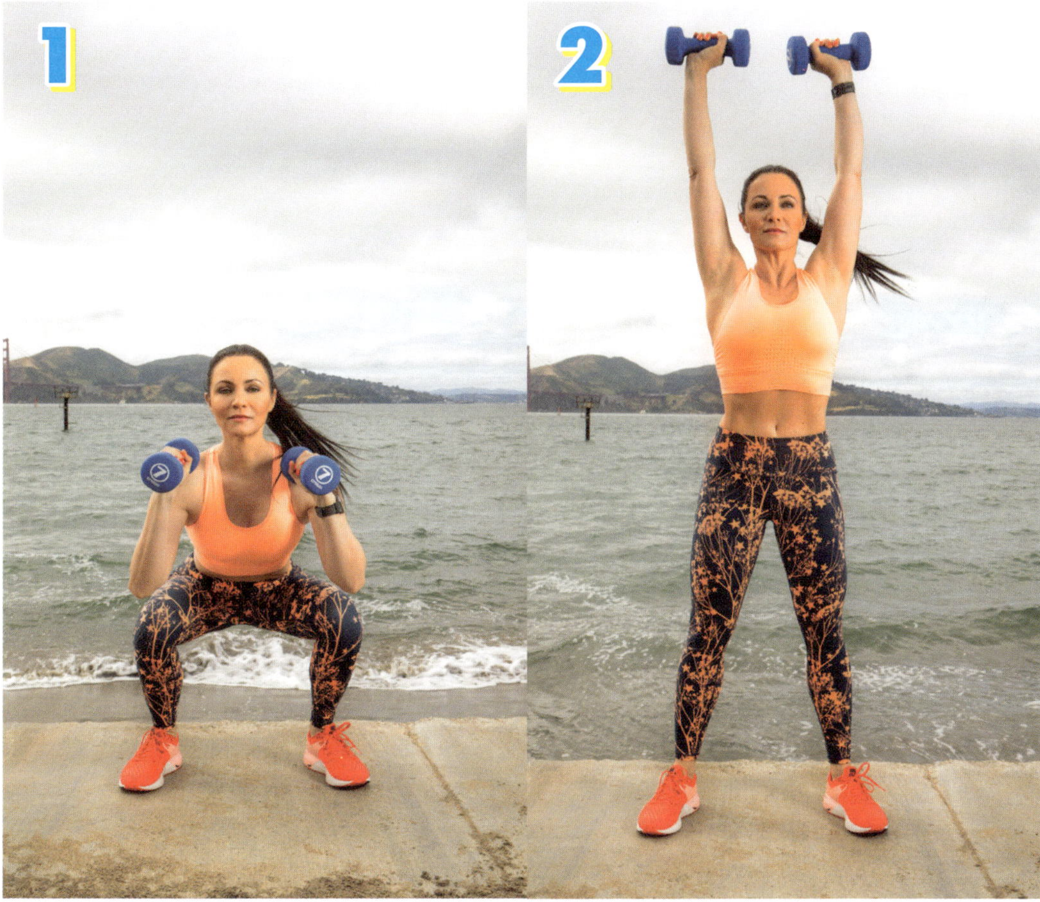

THRUSTER SQUAT

- Choisissez des poids plus lourds que la normale pour bien vous pousser.
- Démarrez en position de squat, les jambes écartées de la largeur des épaules.
- Relevez-vous tout en poussant les poids vers le ciel.

1

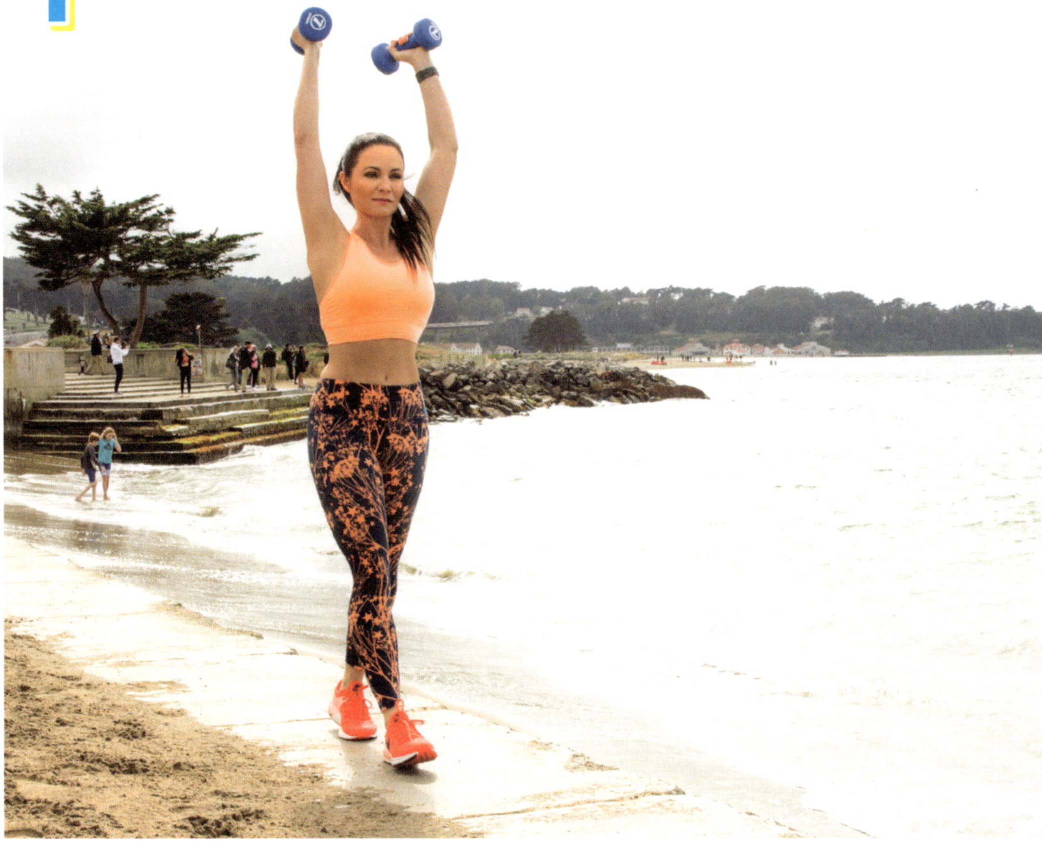

WAITER'S WALK

➪ Choisissez des poids assez lourds (mais pas vos plus lourds). Je prends des 5 kg.

➪ En tenant les poids à bout de bras, marchez pendant 1 minute.

BONUS SÉANCES HIIT

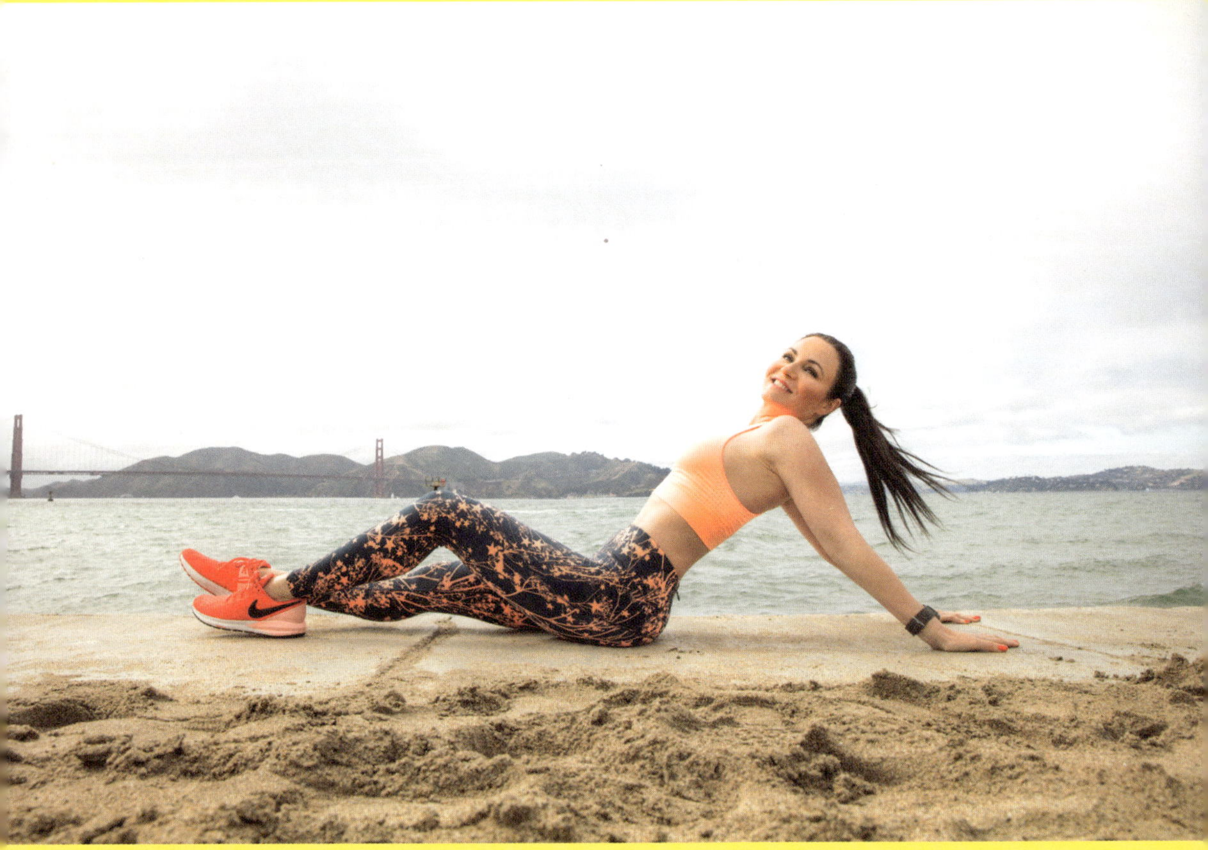

Attention : chaque séance dure 20 minutes !

Et nous bougerons chaque jour. Oui, zéro pause.

N'écoutez pas les gens qui vous disent que 3 séances par semaine suffisent. Ces gens vous racontent n'importe quoi car le corps humain est prévu pour bouger tous les jours et plus que pour juste quelques pas.

Démarrez en étant déjà échauffée. Si vous ne l'êtes pas, faites 100 jumping jacks, ou un tour de pâté de maisons en courant, ou des demi-jumping jacks si vous ne voulez pas sauter.

Le format se présente comme suit :

➪ 1 minute d'exercice

➪ 30 secondes d'active recovery, c'est-à-dire repos actif. On reste debout, on bouge sur le rythme de la musique, etc.

➪ 1 minute d'exercice.

➪ 30 secondes d'active recovery, c'est-à-dire repos actif. On reste debout, on bouge sur le rythme de la musique, etc.

➪ Et on répète pendant 20 minutes.

Les dernières secondes sont toujours les plus dures. Ne lâchez rien. Tenez bon. Répétez que vous êtes une warrior et basta !

Vous êtes la chef de votre corps !

Si vous vous sentez une superbe âme de warrior ou si vous voulez accélérer les résultats, vous pouvez tout à fait répéter une séance le matin et une le soir.

Foi de coach, les résultats seront au RDV !

Attention : certains jours, les exercices ciblent tous les groupes musculaires et certains jours seul un groupe est ciblé en particulier. J'appelle ces jours leg day, abs day ou arm day (leg = jambe, abs = abdos, arms = bras).

Si vous décidez de répéter des séances pour arriver à 40 minutes de HIIT par jour, ne répétez pas une séance dédiée à un seul groupe musculaire, mais choisissez une routine qui cible un groupe entièrement différent.

En revanche, si vous avez choisi de répéter une séance généraliste vous pouvez foncer, il n'y a pas de problème.

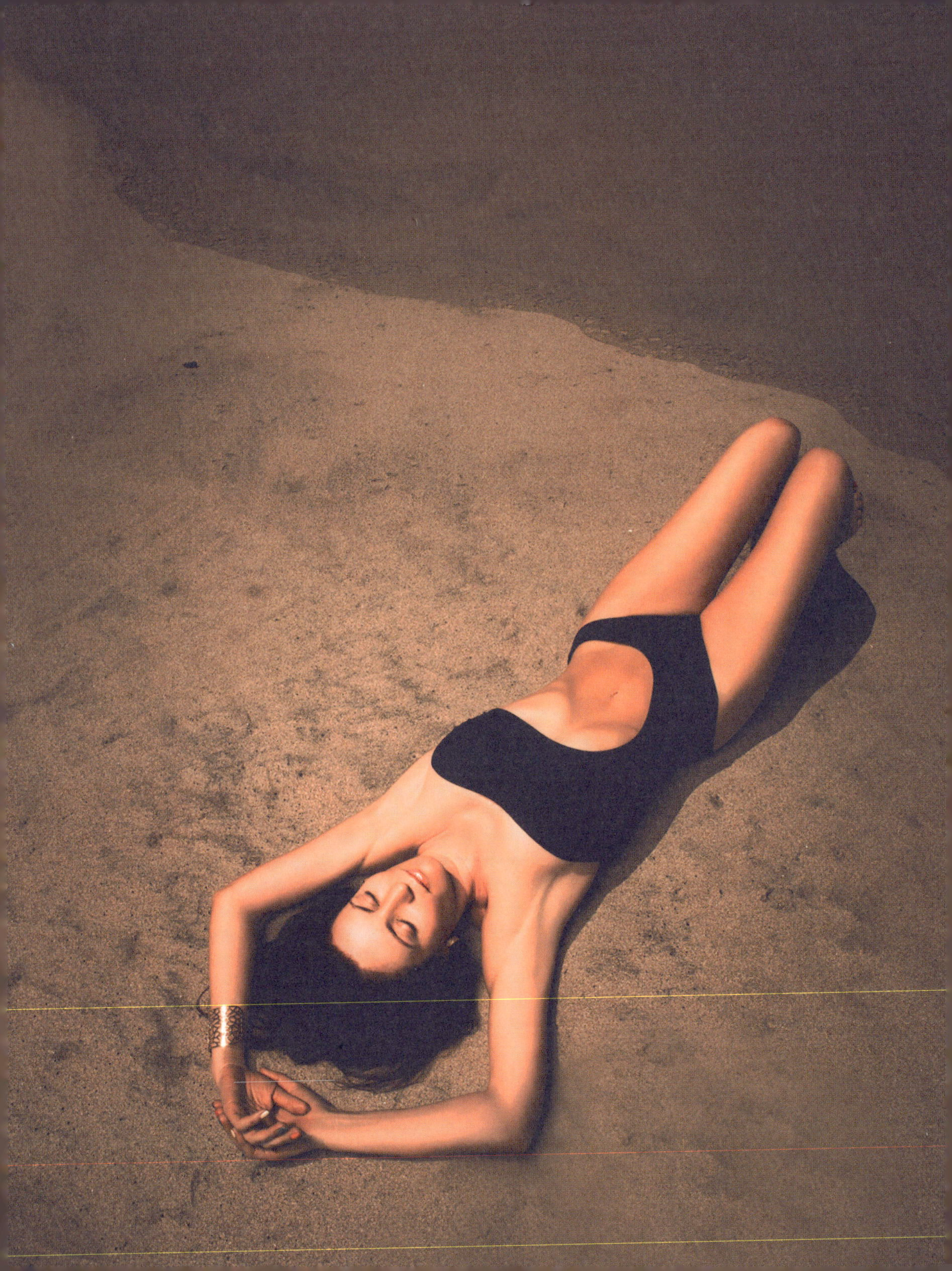

CONCLUSION

Bravo ! Vous êtes une vraie warrior de l'été !

Vous avez tenu 15 jours et vous vous êtes sculptée !

Un conseil pour aller plus loin : suivez le programme une deuxième fois et conservez certains éléments comme les exercices quotidiens ou le jeûne intermittent de temps en temps.

N'hésitez pas à me tagguer dans vos posts sur les réseaux sociaux **@valerieorsoni** sur Instagram afin que je puisse suivre vos superbes progrès !

Envoyez-moi vos avant-après à **votrecoach@lebootcamp.com** afin que je puisse vous récompenser pour votre réussite et votre partage en publiant votre expérience sur mon blog.

Je vous souhaite un bel été en pleine forme et sexy dans votre bikini !